Prof. Dr. med. Frank Schneider

Demenz

Prof. Dr. med. Frank Schneider

Demenz

Der Ratgeber für Patienten und Angehörige

- Verstehen
- Therapieren
- Begleiten

Unter Mitarbeit von Sabrina Weber-Papen,
Diplom-Psychologin und Ärztin

HERBiG

Die Ratschläge in diesem Buch sind von Autor und Verlag sorgfältig geprüft, dennoch kann keine Garantie übernommen werden. Jegliche Haftung des Autors bzw. des Verlages und seiner Beauftragten für Gesundheitsschäden sowie Personen-, Sach- und Vermögensschäden ist ausgeschlossen.

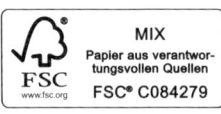

MIX
Papier aus verantwor-
tungsvollen Quellen
FSC
www.fsc.org   FSC® C084279

Besuchen Sie uns im Internet unter:
www.herbig-verlag.de

© 2012 F. A. Herbig
Verlagsbuchhandlung GmbH, München
Alle Rechte vorbehalten
Umschlaggestaltung: Wolfgang Heinzel
Lektorat: Gabriele Berding
Herstellung und Satz: VerlagsService Dr. Helmut Neuberger
& Karl Schaumann GmbH, Heimstetten
Gesetzt aus der 11/15 Punkt Bliss
Druck und Binden: Print Consult, München
Printed in EU
ISBN 978-3-7766-2688-9

Inhalt

Medikamentöse Behandlung   65

Psychosoziale Behandlung   81

Einführung

»Die Untersuchungsbefunde sprechen für eine Demenz.«
Wenn der Arzt solche oder ähnliche Worte ausspricht, bricht für
Betroffene – Erkrankte wie auch Angehörige – eine Welt zusammen.

Denn eine Demenz ist wie eine gemeine Diebin, **Erschreckende**
die sich in unser Leben schleicht und uns – im **Diagnose**
schlimmsten Fall – unserer Selbstständigkeit,
unserer Erinnerungen, Identität und Persönlichkeit beraubt. Es ist
eine massivst in das bisherige Leben einschneidende Erkrankung,
die nicht nur den Erkrankten selbst, sondern die ganze Familie betrifft und allen sehr viel abverlangt – körperlich und psychisch.
Nach einer solchen Diagnose sehen sich Betroffene verständlicherweise mit sehr vielen Fragen, Ängsten und Unsicherheiten
konfrontiert. Der vorliegende Ratgeber soll helfen, Antworten und
Hilfestellungen zu geben, und zwar Erkrankten und ihren Angehörigen und den pflegenden Personen.

Aber: Demenz ist nicht gleich Demenz. Es gibt viele verschiedene
Unterformen der Demenz, von denen die gefürchtete Alzheimer-Demenz am häufigsten ist und der daher in dem vorliegenden Ratgeber am meisten Raum gegeben wird. Diese Form der Demenz ist

unter anderem deshalb so gefürchtet, weil sie derzeit noch nicht heilbar ist. Es gibt aber einen kleineren Teil an demenziellen Erkrankungen (sogenannte sekundäre Demenzen), die auf eine andere Grunderkrankung (z. B. Stoffwechselerkrankung, Vitaminmangel) zurückgehen und die sich bei Behandlung dieser Grunderkrankung sehr wohl bessern bzw. heilbar sind.

Daher ist eine frühe Diagnose äußerst wichtig. Außerdem deshalb, weil auch bei Vorliegen einer Alzheimer-Krankheit nur die frühe Diagnose diese Erkrankung aufhalten kann – nicht im Sinne von Heilen, jedoch kann das Fortschreiten der Erkrankung auf Symptomebene deutlich hinausgezögert werden. Und in dieser gewonnenen Zeit können Erkrankte und Angehörige gemeinsam noch viele schöne, kostbare Momente ganz bewusst gestalten und erleben.

Das Vertrackte ist nur, dass Demenzen, und vor allem wenn sie vom Alzheimer-Typus sind, oft sehr schleichend beginnen und die ersten Krankheitszeichen häufig als »Altersvergesslichkeit« missgedeutet werden. Dies führt dazu, dass die wahre Ursache der alltagsrelevanten Gedächtnisstörungen und Leistungseinbußen dann nicht früh genug erkannt wird. Zwar kann das Denken im Alter durch normale Alterungsprozesse an Geschwindigkeit und Flexibilität einbüßen, eine richtige »Altersvergesslichkeit« gibt es aber nicht. Kommen Gedächtnisstörungen dauerhaft vor oder nehmen zu und schränken sie sogar übliche Alltagsaktivitäten ein (man kann beispielsweise nicht mehr wiedergeben, was man gerade in der Zeitung gelesen hat), sollte dies von Spezialisten untersucht werden.

In diesem Ratgeber bekommt der Leser erklärt, was die Zeichen einer Demenz sind, welche Unterformen es gibt und wie man eine Diagnose stellt.

Manche Menschen reagieren auf die Diagnose Demenz auch mit Selbstvorwürfen: Habe ich durch meinen Lebensstil dazu beigetragen, dass die Erkrankung nun bei mir ausbricht? Doch die Entstehung einer demenziellen Erkrankung ist komplex und es ist keine Erkrankung, für die der Betroffene etwas kann. Erleichternd kann daher das Wissen um mögliche Ursachen der demenziellen Symptome sein, auf die hier ebenfalls eingegangen wird. Da allerdings für viele Demenzerkrankungen die Ursachen noch nicht abschließend geklärt sind, lassen sich diese und die hieraus abgeleiteten Therapien noch nicht vollständig und sicher beschreiben.

An einer Demenz ist niemand schuld!

Nach der Diagnose kommt die Therapie: Diese sollte immer multimodal ausgerichtet sein, d. h. aus mehreren unterschiedlichen Bausteinen bestehen. Dies sind als zentrale therapeutische Maßnahmen Medikamente, Psychotherapie und die Gestaltung der Umgebung. Auch das wird in dem vorliegenden Ratgeber eingehend erläutert.

Ebenfalls sehr relevant: Nach der Konfrontation mit der Diagnose Demenz wissen Betroffene oft nicht, was alles auf sie zukommt, welche rechtlichen Probleme entstehen können. Wie soll ich mein Leben jetzt organisieren? Was kann ich regeln, solange ich es noch kann, was kann ich vorbereiten? Auch hierzu finden sich im Buch sehr nützliche Tipps.

Besonders wichtig für Angehörige und andere pflegende Personen ist nicht nur der richtige Umgang mit dem Erkrankten, sondern auch der richtige Umgang mit sich selbst. Denn die Betreuung und Pflege Demenzkranker bestimmt häufig das ganze Leben, den gesamten Tagesablauf, stellt eine äußerst kräftezehrende Aufgabe dar – sowohl im körperlichen als auch im seelischen Bereich. Und nur, wer selbst ausgeglichen und stark ist, kann auch für den Erkrankten adäquat da sein und ihm helfen. Angehörige und andere Pflegende müssen deswegen vor allem auch auf sich selbst achten und gesund bleiben. Dazu ist es besonders wichtig, auch die eigenen Grenzen zu erkennen und Hilfe anzufordern, wo sie notwendig ist. Manchmal wird auch die Versorgung des Erkrankten in einem Pflegeheim nötig. Was muss ich also als Angehöriger bzw. Pflegender tun, um adäquat und für alle Seiten positiv auf den Erkrankten einzuwirken, was muss ich wissen, was darf ich tun, was sollte ich besser lassen? Auch auf diese Fragen gibt das Buch hilfreiche Antworten.

Hilfe zur Selbsthilfe   Dieses Buch möchte informieren und aufklären und dadurch Hilfe zur Selbsthilfe für Angehörige, Pflegende und den Erkrankten selbst bieten.

Nur, wer die Krankheit versteht, wer erkennt, warum Diagnostik und Therapie wichtig sind, welche Konsequenzen wann gezogen werden müssen, wie was rechtlich geregelt werden sollte, wird selbst zur Fachfrau bzw. zum Fachmann der Erkrankung. Und gerade zu Beginn der Erkrankung können gut informierte Erkrankte selbst noch viele Weichen stellen!

Noch ganz wichtig: Sofern Sie (oder Ihr Angehöriger) ein in diesem Buch genanntes Medikament verordnet bekommen, möchte ich Sie dringend auffordern, zusätzlich zu den Hinweisen in diesem Buch auch die Beipackzettel sehr sorgfältig zu beachten und sich bei Ihrem Arzt über mögliche Risiken, Neben- und Wechselwirkungen zu informieren.

Von den beiden hier relevanten wissenschaftlichen Fachgesellschaften DGPPN (Deutsche Gesellschaft für Psychiatrie, Psychotherapie und Nervenheilkunde) und DGN (Deutsche Gesellschaft
für Neurologie) wurde die Diagnose- und Behandlungsleitlinie
Demenz veröffentlicht. In dieser sind die Diagnose- und Behand-
lungsstandards für Demenzerkrankungen nach aktuellen wissenschaftlichen und klinischen Erkenntnissen detailliert festgeschrie-
ben worden. Die Informationen, Empfehlungen und Hinweise im
vorliegenden Buch beziehen sich auf diese veröffentlichte Diag-
nose- und Behandlungsleitlinie Demenz.

Prof. Dr. med. Dr. rer. soc. Frank Schneider

Demenz: Was ist das?

Das Wort »*Demenz*« stammt aus dem Lateinischen und bedeutet so viel wie »Fehlen des Verstandes«. Was Mediziner unter einer Demenz verstehen, unterscheidet sich allerdings ziemlich von dieser wörtlichen Übersetzung des Begriffes. So ist weder nur eine einzige Erkrankung gemeint, noch umfasst der Begriff ausschließlich Zustände eines geistigen Abbaus.

Ein *demenzielles Syndrom*, eine Folge einer Erkrankung des Gehirns, verläuft gewöhnlich chronisch oder fortschreitend mit Beeinträchtigung vieler höherer geistiger Funktionen, einschließlich Gedächtnis, Denken, Orientierung, Auffassung, Rechnen, Lernfähigkeit, Sprach- und Urteilsvermögen. Diese sogenannten kognitiven Beeinträchtigungen sind meist begleitet von Verschlechterungen der emotionalen Kontrolle, des Sozialverhaltens oder der Motivation. Solche Symptome gehen auch gelegentlich voraus. Es findet sich keine Trübung des Bewusstseins (außer als mögliche Komplikation in einem späten Stadium der Erkrankung).
(Definition nach der Internationalen Klassifikation psychischer Störungen der Weltgesundheitsorganisation [ICD-10])

Unter den Begriff Demenz werden verschiedenartige Erkrankungen zusammengefasst, die gemeinsam haben, dass es neben einer Abnahme des Gedächtnisses auch zu Beeinträchtigungen anderer sogenannter kognitiver Fähigkeiten (siehe Seite 165 Kognitionen), der Sprache, des Verhaltens sowie damit einhergehend von Alltagskompetenzen kommt. Diese Beeinträchtigungen sind in der Regel fortschreitend.

Checkliste

Die wichtigsten Krankheitszeichen einer Demenz werden wie folgt beschrieben:
Symptome bestehen über mindestens sechs Monate im Bereich von Gedächtnis, Denken und Verhalten (modifiziert nach McKhann und Kollegen 2011):

☐ Beeinträchtigung bei der Arbeit und/oder bei Alltagsaktivitäten
☐ Verschlechterung im Vergleich zum früheren »Funktionieren«
☐ Die Beeinträchtigungen sind nicht durch akute Verwirrtheitszustände mit einer Trübung des Bewusstseins (sogenanntes Delir) oder andere psychische Erkrankungen verursacht
☐ Die Störungen von Gedächtnis, Denken und Verhalten umfassen mindestens zwei der folgenden Bereiche:
    ☐ Beeinträchtigte Fähigkeit, neue Informationen aufzunehmen und zu erinnern – dies zeigt sich in Auffälligkeiten wie: wiederholt die gleichen Fragen stellen und die gleichen Gesprächsthemen ansprechen, Verlegen persönlicher Gegenstände, Vergessen von Ereignissen und Verabredungen, Verirren in bekannter Umgebung
    ☐ Beeinträchtigung des Denk- und Urteilsvermögens und

der Bewältigung komplexer Aufgaben – hierzu gehören beispielsweise: mangelndes Verständnis für Risiken und Gefahren, Unfähigkeit, finanzielle Angelegenheiten adäquat zu regeln und angemessene Entscheidungen zu treffen sowie die Unfähigkeit, komplexe und mehrschrittige Handlungsabläufe zu planen

☐ Verminderte visuell-räumliche Fähigkeiten – Symptome umfassen: Unfähigkeit, Gesichter oder Alltagsgegenstände zu erkennen oder – trotz guter Sehschärfe – Objekte im Blickfeld zu finden, Unfähigkeit, einfache Geräte zu bedienen oder Kleidungsstücke richtig (herum) zu tragen

☐ Beeinträchtigte Sprachleistung (sprechen, lesen, schreiben) – hierzu gehören: Wortfindungsstörungen, stockende Sprache, Sprech-, Buchstabier- und Schreibfehler

☐ Veränderungen von Persönlichkeit, Verhalten und Benehmen – Symptome sind: Stimmungsschwankungen, Agitation, verminderte Motivation und Initiative, Teilnahmslosigkeit, Antriebsverlust, sozialer Rückzug, Verlust von Einfühlungsvermögen, zwanghaftes oder sozial inakzeptables Verhalten

Die Beeinträchtigungen des Gedächtnisses und der anderen Störungen des Denkens sollten nachgewiesen werden durch

(1) eine Eigen- und Fremdanamnese (Befragen des Patienten und von Bezugspersonen zu den Störungen von Gedächtnis, Denken und den Alltagskompetenzen) sowie

(2) eine testpsychologische Untersuchung oder einen bewährten Kurztest

(siehe Seite 55 ff.).

Durch die oben skizzierten Krankheitszeichen sind Angehörige und Pflegepersonen, wenn sie nicht über die Erkrankung genauestens informiert sind, oft irritiert, entsetzt und reagieren nicht selten genervt und ablehnend. Daher ist es so wichtig, demenzielle Erkrankungen verstehen zu lernen.

Hier eine typische Fallgeschichte, wie sie landauf, landab täglich vorkommt:

Fallgeschichte

Der 63-jährige Peter F. merkt gelegentlich, dass er sich Dinge nicht merken kann. Seine Frau und seine Kinder finden dies in seinem Alter zunächst ganz normal. Herr F. merkt aber in seinem Beruf als kaufmännischer Angestellter, dass er sich immer mehr Dinge aufschreiben muss, Vorgänge nicht mehr so zügig bearbeiten kann wie früher und auch emotional unausgeglichener wird. Nach einem Jahr erkennt auch die Ehefrau die Veränderung, die sich bei ihm vollzieht, und reagiert zuweilen sehr schroff, wenn ihr Mann mal wieder die Autoschlüssel sucht oder ihr wiederholt die gleichen Dinge erzählt. Sie hat aber gehört, dass man gegen »so etwas« nichts machen kann. Sie rät dazu, zunächst abzuwarten. Nach einigen Monaten wird Herr F. zu einem Mitarbeitergespräch zu seinem Vorgesetzten gebeten. Dieser erklärt ihm, dass er sich mehr anstrengen müsse, seine Leistungen seien in den letzten Monaten völlig unzureichend. Was denn mit ihm los sei? Herr F. ist völlig entsetzt, versteht die Welt nicht mehr, hat ein ganz anderes Selbstbild. Er hat hin und wieder gemerkt, dass er sich Dinge nicht merken kann, aber dass es so schlimm sein soll, versteht er nicht. Mit lautem Fluchen, Schlagen der Türen und Schimpfen verlässt er sein Büro. Er hält diese Situation nicht mehr aus. Nun beschließt er, wegen der seit zwei Jahren auffälligen Probleme zum Hausarzt zu gehen. Dieser überweist ihn an eine Gedächtnisambulanz, wo Herr F. eingehend untersucht wird. Diagnose: Demenz vom Alzheimer-Typ.

Sie sehen, dass bei Herrn F. die Diagnosestellung aus Unkenntnis hinausgezögert wurde. **Früherkennung ist wichtig** Dies ist fatal, da nur bei einer frühen Diagnosestellung der Alzheimer-Krankheit noch ganz spezielle therapeutische Maßnahmen durchgeführt werden können. Dieses Buch soll dazu beitragen, dass Patienten selbst, ihre Angehörigen und die sie Pflegenden über die Erkrankung genau Bescheid wissen.

Die unterschiedlichen Formen demenzieller Erkrankungen

Es ist ganz wichtig, nicht nur die Gedächtnisstörung zu beschreiben, da es noch viele andere Krankheitszeichen gibt, die abhängig von der Art der Demenz auftreten. Soweit man weiß, haben alle Demenz-Unterformen verschiedene Ursachen, häufig einen anderen Verlauf, unterschiedliche Begleitsymptome und werden teilweise auch völlig unterschiedlich vom Arzt behandelt. Um herauszufinden, welche Unterform vorliegt, sind umfassende Untersuchungen notwendig, die weiter hinten beschrieben werden (siehe Seite 54 ff.).

Die wichtigsten Unterformen, die hier dargestellt werden sollen, sind die Demenz bei Alzheimer-Krankheit, die gefäßbedingte vaskuläre Demenz, die gemischte Demenz (Kombination aus Alzheimer-Demenz und vaskulärer Demenz), die frontotemporale Demenz, die Lewy-Körperchen-Demenz und die Demenz bei der Parkinson-Krankheit.

Am häufigsten ist aber mit großem Abstand die Alzheimer-Demenz (ca. 60% aller Demenzen).

Demenz bei Alzheimer-Krankheit

Der Psychiater und Neuropathologe Alois Alzheimer (1864–1915) hat die am häufigsten vorkommende Altersdemenz, die Alzheimer-Demenz, im Jahre 1906 erstmals beschrieben und auf bestimmte Veränderungen im Gehirn zurückgeführt.

Professor Alois Alzheimer hatte seinerzeit genau aufgeschrieben, wie sein erstes Gespräch im Jahre 1901 mit der damals 51-jährigen Auguste Deter ablief, nachdem sie von ihrem Mann in die Klinik gebracht wurde:
»Wie heißen Sie?«
»Auguste.«
»Familienname?«
»Auguste.«

»Wie heißt Ihr Mann?« – Auguste Deter zögert, antwortet
schließlich:
»Ich glaube... Auguste.«
»Ihr Mann?«
»Ach so.«
»Wie alt sind Sie?«
»51.«
»Wo wohnen Sie?«
»Ach, Sie waren doch schon bei uns.«
»Sind Sie verheiratet?«
»Ach, ich bin doch so verwirrt.«
»Wo sind Sie hier?«
*»Hier und überall, hier und jetzt, Sie dürfen mir nichts übel
nehmen.«*
»Wo sind Sie hier?«
»Da werden wir noch wohnen.«
»Wo ist Ihr Bett?«
»Wo soll es sein?«
Zu Mittag isst sie Schweinefleisch mit Karfiol (Blumenkohl).
»Was essen Sie?«
»Spinat.« (Sie kaut das Fleisch)
»Was essen Sie jetzt?«
»Ich esse erst Kartoffeln und dann Kren.« (Meerrettich)
»Schreiben Sie eine Fünf.«
Sie schreibt: *»Eine Frau«.*
»Schreiben Sie eine Acht.«
Sie schreibt: *»Auguste«.* (Beim Schreiben sagt sie wiederholt:
»Ich habe mich sozusagen verloren«.)

Das von Alois Alzheimer dokumentierte Gespräch mit seiner Patientin Auguste Deter skizziert sehr eindrücklich die Ratlosigkeit und den Gedächtnisverlust der Patientin, die auf die Frage nach ihrem Familiennamen und dem Namen ihres Mannes lediglich ihren Vornamen erinnern und auch sonst Ereignisse aus ihrem Leben nicht mehr ins Gedächtnis rufen konnte. Auch die örtliche Orientierung war massiv gestört.

Auguste Deter war bei Aufnahme in die Klinik zudem erst 51 Jahre alt, also in einem noch recht jungen Alter. Alzheimer beschrieb diese frühe Erscheinungsform der Erkrankung daher als präsenile Demenz und die späte Form als senile Demenz.

Auch heute noch findet sich in den internationalen Diagnosesystemen die Unterscheidung zwischen der Alzheimer-Demenz mit frühem Beginn (vor dem 65. Lebensjahr) und mit spätem Beginn (nach dem 65. Lebensjahr). Diese Unterteilung ist aber nur noch historisch begründet, denn allenfalls die Häufigkeit von Genmutationen (bei der frühen Form häufiger) rechtfertigt noch eine Unterscheidung, sonst gibt es keine relevanten Unterschiede zwischen beiden Erscheinungsformen, wie man heute weiß.

Die Beschreibung der Alzheimer-Demenz durch Alois Alzheimer basierte einerseits auf dem beobachteten Verhalten seiner Patientin, der sogenannten *Psychopathologie*, andererseits bekam Alzheimer 1906 die Möglichkeit, das Gehirn von Auguste Deter nach deren Tod genauestens zu untersuchen. Hierbei fand er spezifische Hirnveränderungen, auf die er die Erkrankung zurückführte: Außerhalb der Nervenzellen waren dies Eiweißablagerungen in Form von sogenannten *Plaques*. Aber auch innerhalb vieler Nervenzellen fand sich ein Gewirr von Eiweißsträngen (siehe Seite 24).

Im gleichen Jahr hielt Alzheimer seinen ersten Vortrag über die später nach ihm benannte Krankheit.

Inzwischen weiß man, dass die Alzheimer-Krankheit eine sogenannte *primär-neurodegenerative* Hirnerkrankung ist. Das bedeutet, dass die Erkrankung direkt im Gehirn beginnt und mit einem fortschreitenden Verlust von Nervenzellen und Nervenzellkontakten und damit zusammenhängend einem Rückgang der Hirnmasse (sogenannte *Hirnatrophie*) einhergeht. Der Verlauf ist schleichend, langsam über mehrere Jahre.

Nach den wichtigsten internationalen Diagnosekriterien spricht für eine Alzheimer-Demenz z. B.:

- Abnahme des Gedächtnisses und Beeinträchtigung in mindestens noch einem weiteren kognitiven Bereich, nachgewiesen durch eine klinische Untersuchung unter Einbeziehung testpsychologischer Verfahren (siehe Seite 55 ff.)
- Fortschreitende Störung des Gedächtnisses und anderer kognitiver Funktionen seit mindestens 6 Monaten und mit alltagsrelevanten Auswirkungen
- Beeinträchtigung der Affektkontrolle, des Antriebs und/ oder des Sozialverhaltens
- Keine Bewusstseinstrübung
- Beginn zwischen dem 40. und 90. Lebensjahr, meist nach dem 65. Lebensjahr
- Kein Hinweis für eine andere Ursache der Demenz

Was sind Ursachen der Alzheimer-Krankheit?

Schon lange bevor der Patient selbst oder seine Angehörigen es merken, beginnt der Untergang von einzelnen Nervenzellen. Dieser ist nicht im ganzen Hirn gleich verteilt: Der Nervenzelluntergang beginnt bei der Alzheimer-Demenz im sogenannten *Hippocampus* (lateinische Bezeichnung für »Seepferdchen«; diese Hirnstruktur wurde nach ihrer Form so benannt), einer Hirnregion, die für Lernen und Gedächtnis besonders relevant ist. Von dort aus breitet sich das Absterben der Nervenzellen auch auf andere Hirnbereiche aus, im Besonderen zunächst auf die, die für Gedächtnis, Konzentration, Aufmerksamkeit und Emotionen wichtig sind.

Schädliche Eiweißablagerungen inner- und außerhalb von Nervenzellen

Wesentlich für die Entstehung der Alzheimer-Demenz sind gehäufte Eiweißablagerungen außerhalb und innerhalb von Nervenzellen. Außerhalb der Nervenzellen finden sich die sogenannten *Plaques*: Dies sind Ablagerungen von Spaltprodukten von entstehendem Eiweiß, auch als beta-Amyloid bezeichnet. Eigentlich ist dies ein ganz normaler Vorgang, beta-Amyloid wird auch bei Gesunden produziert, es wird aber im gesunden Gehirn auch wieder ausreichend »entsorgt«. Nur bei der Erkrankung wird mehr gebildet als wieder abgebaut werden kann. Das bedeutet, dass bei den meisten Formen der Alzheimer-Demenz der Abbau von beta-Amyloid nicht effizient durchgeführt wird. Die beta-Amyloid-Fragmente lagern sich zusammen, dies sind die bekannten Plaques (Amyloid-Plaques). Die Nervenzellen in der Umgebung dieser Plaques können dadurch nicht mehr arbeiten und sterben ab.

Neben dem beta-Amyloid spielt auch das sogenannte *Tau-Protein* eine wichtige Rolle. Dieses befindet sich im Inneren einer Nervenzelle und bewirkt normalerweise, dass der Transport von Stoffen innerhalb der Nervenzelle funktioniert. Bei der Alzheimer-Demenz bildet sich im Inneren vieler Nervenzellen aber ein Gewirr von Eiweißsträngen, die hauptsächlich aus diesem Tau-Protein bestehen, die sogenannten *Neurofibrillen*. Dadurch verliert das Tau-Protein seine Funktion.

Wegen der absterbenden Nervenzellen kommt es in den entsprechenden Gehirnbereichen zu einem Mangel an dem Botenstoff (Neurotransmitter) *Acetylcholin*, der auf chemische Weise Informationen von einer Nervenzelle zur anderen weitergibt.

Außer dem Acetylcholin scheint aber noch ein weiterer Botenstoff eine ursächliche Rolle zu spielen: das *Glutamat*. Normalerweise ist Glutamat wichtig für Lernen und Gedächtnis. Ein Zuviel davon schädigt jedoch die Nervenzellen. Und bei der Alzheimer-Demenz wird der Botenstoff Glutamat in einem zu hohen Maße produziert.

Bei einem sehr kleinen Teil der von einer Alzheimer-Demenz Betroffenen (bei weniger als 5%) liegt der Erkrankung eine genetische Ursache zugrunde, d.h. eine Veränderung (sogenannte *Mutation*) eines Gens. Eine solche erbliche Form der Alzheimer-Krankheit zeichnet sich dadurch aus, dass die Krankheit familiär gehäuft auftritt und oft früh beginnt (vor dem 60. Lebensjahr). Kinder eines Patienten, der an der familiären Form der Alzheimer-Demenz erkrankt ist, haben ein 50%iges Risiko, das entsprechende mutierte Gen vererbt bekommen zu haben und ebenfalls an der Alzheimer-Demenz zu erkranken.

Fallgeschichte

Die 72-jährige Maria H. wird mit dem Verdacht auf eine depressive Episode in eine Klinik für Psychiatrie und Psychotherapie aufgenommen.

Bei Aufnahme gibt die Patientin an, dass sich ihre Stimmung seit einem Dreivierteljahr zunehmend verschlechtert habe. Darüber hinaus berichtet sie von Befürchtungen, dass Geld und Essen nicht ausreichen würden. Nach Aussage ihres Mannes sind diese Befürchtungen ganz und gar unbegründet. Von ihm ist außerdem zu erfahren, dass Frau H. in den letzten fünf Monaten etwa 15 kg abgenommen habe, da sie aus Angst, dass das Essen vergiftet sei, kaum noch Nahrung zu sich genommen habe. Außerdem berichtet der Mann, dass Frau H. nachts häufig desorientiert in der Wohnung umherirre. Zudem vergesse sie sehr viel. Die Patientin selbst ist sehr unruhig, wortkarg und wirkt ratlos. Zeitlich ist sie nicht orientiert. Aus der Vorgeschichte sei noch keine Depression bekannt. Zunächst wird bei Verdacht auf eine Depression mit Wahnsymptomen (Fehlbeurteilungen der Realität, hier in Form von Vergiftungswahn und Verarmungswahn) ein Therapieversuch mit einem Antidepressivum (Medikament gegen die niedergedrückte Stimmung) sowie einem Antipsychotikum (Medikament gegen die Wahnsymptome) in ganz niedriger Dosierung gestartet. Zusätzlich wird eine spezifische Psychotherapie begonnen. Die kognitiven Störungen werden zunächst als ein begleitendes Symptom der Depression gesehen, in deren Verlauf kognitive Störungen durchaus auftreten können. Durch die medikamentöse antipsychotische Behandlung gehen zwar die Wahnvorstellungen zurück, jedoch bleiben trotz der antidepressiven Therapie die niedergedrückte Stimmung und die kognitiven Defizite unverändert bestehen. Die weitere Diagnostik, die auch eine Bildgebung des Kopfes und eine Untersuchung des Hirnwassers umfasst, ergibt deutliche Hinweise auf das Vorliegen einer Alzheimer-Demenz, deren Diagnose dann auch gestellt wird.

An dem Fallbeispiel wird ersichtlich, dass die Unterscheidung zwischen einer Demenz und einer Depression mitunter schwierig sein kann. Denn eine Demenz kann mit depressiven Symptomen einhergehen und umgekehrt finden sich auch bei einer Depression häufig kognitive Störungen (manchmal wird hierfür auch der umstrittene wie veraltete Begriff der »Pseudodemenz« bei Depressionen verwendet). Während sich bei einer Depression aber durch die antidepressive Behandlung nicht nur die Stimmung bessert, sondern auch die kognitiven Störungen zurückgehen, hat eine antidepressive Therapie bei Demenzen in der Regel keinen Einfluss auf das Gedächtnis und das Denken. Sowohl im Rahmen einer schweren Depression als auch einer Demenz können zudem Wahnsymptome auftreten.

Depression oder Demenz?

Vaskuläre Demenz

Eine vaskuläre Demenz ist auf eine Schädigung der Blutgefäße im Gehirn zurückzuführen. Sind die Gefäße im Gehirn nicht mehr ausreichend durchgängig, kommt es zu Durchblutungsstörungen im Gehirn. Das Hirngewebe kann dann nicht mehr genügend mit Nährstoffen und Sauerstoff versorgt werden und stirbt unwiederbringlich ab.

Eine vaskuläre Demenz kann demnach ganz akut nach einem Schlaganfall auftreten.

Eine besondere Form der vaskulären Demenz stellt die sogenannte *Multiinfarkt-Demenz* dar, bei der viele kleine Infarkte (Schlaganfälle) im Gehirn vorliegen, die an den entsprechenden Stellen zum Absterben des Hirngewebes führen.

Eine Verengung der Blutgefäße entsteht häufig infolge einer Verdickung der Gefäßwand durch Plaques, in die sich u. a. Fett (Cholesterin) einlagert.

Durch solche Plaques können die Gefäßwände auch brüchig werden, sodass diese reißen und es zu Hirnblutungen kommt. Auch Hirnblutungen können eine vaskuläre Demenz bedingen.

Risikofaktoren für das Auftreten solcher Gefäßveränderungen sind **Risikofaktoren minimieren** Rauchen, Diabetes mellitus (»Zuckerkrankheit«), Bluthochdruck, Übergewicht, Bewegungsmangel, Fettstoffwechselstörungen bzw. zu hohe Blutfettwerte, Herzrhythmusstörungen, koronare Herzkrankheit und chronischer Alkoholmissbrauch.

Die Behandlung und Behebung solcher Risikofaktoren, die sich schädlich auf das Gefäßsystem auswirken, stellen einen wichtigen Aspekt in der Prävention (Vorbeugung) von Demenzen dar.

Im Verhalten und Erleben ist ein Patient mit einer vaskulären Demenz von einem Patienten mit Alzheimer-Demenz kaum zu unterscheiden. Jedoch kann eine vaskuläre Demenz, wenn sie auf größere Schlaganfälle zurückgeht, früh auch schon mit neurologischen Auffälligkeiten wie Lähmungserscheinungen, Taubheitsgefühlen oder Störungen der Reflexe einhergehen. Zudem ist der Beginn der Demenz in einem solchen Fall akut und nicht schleichend. Auch stufenförmige Verläufe mit längeren Phasen ohne Fortschreiten der Erkrankung und Phasen leichter Besserung sind möglich.

Häufig treten die Auffälligkeiten, wie sie im Gehirn von Patienten mit Alzheimer-Demenz gefunden werden, gemeinsam mit Gefäßveränderungen im Gehirn auf. In solchen Fällen spricht man auch von »*gemischter Demenz*« (Kombination aus Alzheimer-Demenz und vaskulärer Demenz).

Fallgeschichte

Der 75-jährige Udo W. wird aufgrund eines akuten Verwirrtheitszustandes in ein Krankenhaus gebracht. Er kann seinen Namen zwar nennen, macht aber inkorrekte Angaben zu seinem Alter, zum Datum, zur Jahreszeit und begreift auch nicht, wo er sich befindet und warum. Von seiner Tochter ist zu erfahren, dass Herr W. seit Jahren unter einem Bluthochdruck und unter einer Zuckerkrankheit leidet, er seinen Lebensstil aber nicht wirklich daran angepasst habe. So halte er sich weder an Diäten noch nehme er seine Medikamente regelmäßig ein. Bei Aufnahme in die Klinik wird im Blut des Patienten ein sehr hoher Zuckerwert festgestellt. Nach dessen Normalisierung bessert sich auch das Befinden des Patienten und die Verwirrtheit geht zurück. Allerdings zeigt sich bei Herrn W. eine ausgeprägte Vergesslichkeit. So muss er ständig an seine Medikamenteneinnahmen und seine Untersuchungs- und Therapietermine erinnert werden. Gespräche geraten häufig ins Stocken, weil er nach Worten sucht und dann oft die falschen Begriffe wählt. Auch beklagt er starke Konzentrationsstörungen und hat Probleme, biografische Daten zeitlich einzuordnen. Auf der Station findet er sich zunächst gar nicht zurecht und läuft mehrfach in die falschen Zimmer. Die Tochter berichtet, dass sie bereits seit einem Jahr eine deutliche Vergesslichkeit ihres Vaters bemerke. Auffällig sei zudem, dass ihr Vater den Urin kaum mehr halten könne und er Schwierigkeiten beim Gehen habe. Darüber hinaus zeigt er starke Stimmungsschwankungen und dem Pflegepersonal gegenüber ein sehr forderndes Verhalten.

In einer Bildgebung des Kopfes finden sich Hinweise auf zahlreiche kleine stattgehabte Hirninfarkte.

Die Ärzte stellen die Diagnose einer vaskulären Demenz.

Der Patient in dem Fallbeispiel zeigt ein demenzielles Syndrom mit Gedächtnis- und Konzentrationsstörungen, Orientierungs- sowie Wortfindungsstörungen. Darüber hinaus finden sich neurologische Ausfälle in Form von Harninkontinenz und einer Gangstörung. Ursächlich dafür scheinen die in der Bildgebung nachgewiesenen abgelaufenen vielen kleinen Hirninfarkte zu sein. Als typische Risikofaktoren für solche schweren Erkrankungen der Gefäße liegen bei Udo W. eine schlecht eingestellte Zuckerkrankheit und ein Bluthochdruck vor.

Frontotemporale Demenz

Bei dieser Krankheit liegt ein häufig im mittleren Lebensalter be-
ginnendes, fortschreitendes demenzielles Syndrom vor. Manchmal
nennt man diese Form der Demenz auch die Pick-Krankheit oder
Morbus Pick nach ihrem Erstbeschreiber, dem Psychiater und Neurologen Arnold Pick. Dieser fand in den Nervenzellen Betroffener
kugelige Einschlüsse, die nach ihm benannten Pick-Körperchen.
Diese Pick-Körperchen lassen sich aber nicht bei allen Formen
frontotemporaler Demenzen nachweisen.

In der Hirnbildgebung sieht man in den beiden **Stirn- und Schläfenhirn**
vornehmlich betroffenen und der Demenz ihren **sind primär betroffen**
Namen gebenden Bereichen, dem Stirnhirn
(frontal) und dem Schläfenhirn (temporal), charakteristische Auffälligkeiten von Abbauprozessen.

Kennzeichnend für frontotemporale Demenzen ist eine recht
frühe, langsam fortschreitende Wesensveränderung mit dem
Verlust von vielen sozialen Fähigkeiten. Dies liegt daran, dass
bei dieser Erkrankung der Untergang von Nervenzellen im Stirn-
und Schläfenhirn beginnt – und damit in Bereichen, die für
das soziale Verhalten und die Emotionskontrolle sehr wesentlich
sind. Im weiteren Verlauf kommt es dann zunehmend zu Beeinträchtigungen von Intellekt, Gedächtnis und Sprachfunktionen.

Bei der frontotemporalen Demenz werden drei verschiedene
Formen unterschieden, die aber im Verlauf oft ineinander
übergehen:

1. *Frontale* oder *frontotemporale* Verlaufsform mit früher Wesensveränderung (Haupttyp), wie auf Seite 31 beschrieben.
2. *Primär-progressive Aphasie* (auch genannt: nichtflüssige Aphasie): An erster Stelle stehen Sprachauffälligkeiten, insbesondere bei der Sprachproduktion: grammatikalische Fehler, Buchstaben- und Silbenfehler, eine stockende Sprache und Wortfindungsstörungen/Benennstörungen. Wichtig für die Diagnose sind auch Stottern, schlecht Nachsprechen-Können, im späten Stadium das Gar-nicht-mehr-Sprechen, auch Mutismus genannt. Bei dieser Verlaufsform ist das Sozialverhalten im frühen Stadium häufig noch intakt und erst später auffällig wie bei der frontalen/frontotemporalen Verlaufsform.
3. *Semantische Demenz* (auch genannt: flüssige, semantische Aphasie): Hier ist vor allem das Sprachverständnis beeinträchtigt und die Spontansprache ist inhaltsarm, da das Wissen um die Wortbedeutungen verloren geht. Auch das Erkennen von Gesichtern und Objekten ist gestört.

Im Vergleich zu den anderen Demenzformen stehen also beim Haupttyp der frontotemporalen Demenzen zunächst die relativ früh auftretenden Verhaltensauffälligkeiten im Vordergrund. Diese Verhaltensauffälligkeiten äußern sich beispielsweise als aggressives, impulsives, taktloses oder sexuell enthemmtes Verhalten. Oder die Patienten erscheinen teilnahmslos und gefühlsmäßig gleichgültig. Auch maßloses Essen ist ein typisches Krankheitszeichen. Betroffene können bereits früh nicht mehr selbst erkennen, dass sie an einer Krankheit leiden.

Fallgeschichte

Herr Manfred G. ist 59 Jahre alt, verheiratet, hat drei Kinder und arbeitet als leitender Angestellter in einer großen Firma. Er arbeitete immer zuverlässig, strebsam und gewissenhaft, galt als gesellig und als »rheinische Frohnatur«. Seit den letzten zwei Jahren kommt es aber zu vermehrten Zwischenfällen auf der Arbeit. So nimmt er wiederholt Termine und Verabredungen nicht wahr, benötigt unverhältnismäßig lange für seine Arbeiten und macht vermehrt Fehler. Macht man ihn auf die Fehler aufmerksam, reagiert er gereizt, wurde mehrmals auch verbal ausfällig. Eine Abmahnung schien er gleichgültig hinzunehmen. Auch zu Hause lässt er Zärtlichkeiten vermissen, zeigt seiner Frau und seinen Kindern gegenüber wenig Interesse. Die meiste Zeit verbringt er antriebslos und schweigsam auf dem Sofa und beteiligt sich nicht mehr im Haushalt. Seine Sprache wird immer einsilbiger. Über alles Essbare in seiner Nähe, insbesondere Süßes, macht er sich hemmungslos her und schlingt dieses in sich hinein. Daher nahm er im letzten halben Jahr auch 12 kg an Gewicht zu. War er früher ein sehr vorausschauender und vorsichtiger Autofahrer, legt er nun einen sehr aggressiven Fahrstil an den Tag. Nach einem kürzlich von ihm verursachten Unfall mit Fahrerflucht wurde ihm nun auch der Führerschein entzogen. Während eines Besuches beim Hausarzt verneint er Fragen nach kognitiven Leistungseinbußen und Verhaltensveränderungen, reagiert gereizt auf Fragen und wiederholt mehrfach, dass er gesund sei. Eine Blutabnahme verweigert er.

Herr G. ist stur, lässt sich nach ein paar Wochen aber dann doch nach langem Drängen seiner Frau und seines Hausarztes zu einem Besuch bei einem Facharzt für Psychiatrie und Psychotherapie und zu einer Bildgebung des Kopfes überreden. Die Bildgebung des Kopfes zeigt eine Hirnvolumenminderung vor allem im Stirn- und Schläfenlappen. Eine körperliche Untersuchung bleibt sonst unauffällig. Der Facharzt stellt auf der Grundlage der Erkrankungszeichen, der Angaben der Ehefrau und der Befunde der Bildgebung die Diagnose einer frontotemporalen Demenz.

Lewy-Körperchen-Demenz

Die Lewy-Körperchen-Demenz ist eine Erkrankung, bei der ohne erkennbare Gefäßursache Schwankungen in der Wachheit und geistigen Leistungsfähigkeit auftreten, manchmal auch Sinnestäuschungen (sogenannte Halluzinationen, bei denen die Erkrankten Dinge sehen, die gar nicht da sind), Störungen der Beweglichkeit ähnlich wie bei der Parkinson-Erkrankung (siehe Seite 36 f.), wiederholte unerklärte Stürze und kurze Bewusstlosigkeiten sowie Schlafstörungen mit Albträumen. Das Gedächtnis ist anfangs meist nicht oder nicht sehr beeinträchtigt.

Charakteristisch für die Lewy-Körperchen-Demenz sind schwankende Aufmerksamkeits- und Konzentrationsleistungen neben den oft visuellen Halluzinationen und Parkinson-

Symptomen (Muskelsteifigkeit, Zittern der Hände, unsicherer Gang).

Diese Demenzerkrankung trägt ihren Namen nach dem Erstbeschreiber, dem deutschen Psychiater und Neurologen Friedrich H. Lewy, einem frühen Mitarbeiter von Alois Alzheimer, der im Jahre 1912 erstmals charakteristische Einschlusskörperchen in Hirnzellen Erkrankter beschrieb, die sogenannten Lewy-Körperchen. Diese Einschlusskörperchen finden sich auch vermehrt bei Patienten mit einer Parkinson-Erkrankung. Aber auch bei gesunden, älteren Personen lassen sich die Lewy-Körperchen nachweisen, allerdings weniger ausgeprägt.

Fallgeschichte

Frau Helene L. ist 69 Jahre alt, verwitwet, lebt alleine und hat eine Tochter, die aber seit Jahren mit ihrer Familie in den USA ist. Sie hat guten Kontakt zu ihrer Nachbarin, die sich große Sorgen um Frau L. macht. So berichtet Frau L. ihrer Nachbarin, dass sie seit mehreren Monaten das Gefühl habe, dass ihre vor drei Jahren verstorbene Schwester in der Wohnung sei. Sie habe sie auch schon direkt vor ihren Augen gesehen. Kürzlich habe sie neben ihr auf dem Sofa gesessen und mit ihr Fernsehen geschaut. Manchmal sehe sie auch Katzen auf ihrem Bett. Nun habe sie auch das Gefühl, dass sich mehrere fremde Leute in ihrer Wohnung aufhalten würden, was ihr Angst bereite. Frau L. macht auf ihre Nachbarin einen sehr ängstlichangespannten Eindruck. Die Nachbarin hat bereits seit mehreren Monaten Veränderungen an Frau L. bemerkt: Frau L. geht weniger aus ihrer Wohnung, sie beklagt auch, schlechter gehen zu können, und in letzter Zeit kam es wiederholt zu Stürzen. Zum Glück scheint Frau L. ein Dutzend Schutzengel zu haben, denn bisher hat sie sich dabei noch nicht schwerer verletzt. Zudem zeigt sich bei Frau L. seit ein paar Wochen ein auffälliges Zittern der Hände, was sie zuvor noch nie hatte. Manchmal erscheint Frau L. im Denken ganz klar und geordnet, aber an anderen Tagen wirkt sie sehr verwirrt. Zeitweise wundert sich die Nachbarin auch darüber, wie langsam Frau L. Fragen beantwortet. Sie habe dann das Gefühl, dass Frau L. ihr während des Gespräches gar nicht richtig zugehört hatte. Die Nachbarin kann Frau L. davon überzeugen, sich beim Hausarzt vorzustellen. Dieser weist Frau L. zur weiteren Untersuchung in ein Fachkrankenhaus für Psychiatrie und Psychotherapie ein.

Dort wird nach umfassender Diagnostik die Diagnose einer Lewy-Körperchen-Demenz gestellt.

Demenz bei Morbus Parkinson

Die Demenz bei der Parkinson-Krankheit (Morbus Parkinson, früher auch »Schüttellähmung« genannt) ist ein demenzielles Syndrom, das sich im späteren Stadium der Parkinson-Erkrankung entwickeln *kann* (keineswegs muss!). Bei etwa 30% der Parkinson-Patienten entwickelt sich im späteren Verlauf eine Demenz.

Eine solche Demenz ist nur dann zu diagnostizieren, wenn ein Morbus Parkinson mit den Krankheitszeichen Muskelstarre, verlangsamte Bewegungen, Muskelzittern (v. a. die Hände betreffend) und Haltungsinstabilität festzustellen ist.

Auch bei dieser Demenzform sind ein schleichender Beginn und ein sehr langsames Fortschreiten der Beeinträchtigungen von Gedächtnis, Konzentration, Aufmerksamkeit und Lernen zu beobachten. Die Demenz bei Morbus Parkinson ähnelt klinisch insbesondere der Lewy-Körperchen-Demenz (siehe Seite 34 f.) und ist von dieser häufig nur durch den Verlauf bzw. die Reihenfolge des Auftretens der Symptome zu unterscheiden: die Demenz bei Morbus Parkinson tritt erst längere Zeit nach den typischen Bewegungsstörungen auf (in einem Spätstadium der Parkinson-Erkrankung).

Charakteristische Bewegungsstörungen

Morbus Parkinson ist eine langsam fortschreitende neurologische Erkrankung mit charakteristischen Bewegungsstörungen: Muskelstarre (Rigor), verlangsamte Bewegungen (Bradykinese) bis hin zur Bewegungslosigkeit (Akinese), Muskelzittern (Tremor) und instabile Haltung.

Diesen Symptomen liegt ein fortschreitender Nervenzellverlust in bestimmten Hirnbereichen zugrunde, die für die Steuerung von Bewegungen bedeutsam sind. Dieser Nervenzellverlust breitet sich im Laufe der Zeit immer weiter aus. Bei etwa jedem 3. Parkinson-Patienten tritt in einem Spätstadium eine Demenz hinzu.

Sekundäre Demenzen

Als sekundäre Demenzen werden demenzielle Syndrome bezeichnet, die sich auf eine andere Grunderkrankung zurückführen lassen wie z. B. eine Schilddrüsenerkrankung, Vitaminmangelzustände, chronische Erkrankungen von Leber oder Nieren, chronische Infektionen, einen jahrelangen übermäßigen Alkoholkonsum, Vergiftungen oder einen Hirntumor.

In einigen Fällen sind sekundäre Demenzen durch eine erfolgreiche Behandlung der Grunderkrankung heilbar und die Demenzsymptome gehen vollständig zurück.

Insgesamt sind ca. 10% aller Demenzen ursächlich behandelbar.

Normaldruck-Hydrocephalus

Eine relativ häufige Form der sekundären Demenzen im Alter ist der sogenannte »Normaldruck-Hydrocephalus«, manchmal auch als »Altershirndruck« bezeichnet. Hierbei besteht ein Ungleichgewicht zwischen der Produktion und dem Abfluss des Hirnwassers (sogenannter Liquor). Die Hirnkammern sind erweitert, der Hirndruck kann schwanken und zeitweise erhöht sein. Klassische Symptome des Normaldruck-Hydrocephalus sind neben einem schleichenden demenziellen Syndrom eine Gangstörung (kleine trippelnde Schritte) und eine mangelnde Kontrolle über die Blase (Inkontinenz).

Trias aus demenziellem Syndrom, Gangstörung und Harninkontinenz

Behandelt wird der Normaldruck-Hydrocephalus in der Regel durch die operative Anlage eines Shunt-Systems, durch das überschüssiges Hirnwasser über einen dünnen Schlauch abgeleitet wird (in der Regel in den Bauch). Dadurch lässt sich in den meisten Fällen eine Linderung der Symptome erzielen.

Fallgeschichte

Bereits seit mehreren Monaten klagt die 65-jährige Elisabeth K. über starke Vergesslichkeit. Längeren Gesprächen kann sie aufgrund von Unkonzentriertheit nicht mehr folgen. Das Denken scheint verlangsamt, so beantwortet sie Fragen meist sehr verzögert. Darüber hinaus klagt sie schon seit Längerem immer mal wieder über Schwindel und Kopfschmerzen. Ihrem Mann ist schon vor einiger Zeit ein merkwürdiges Gangbild aufgefallen. Anfangs zeigte sich nur eine leichte Unsicherheit beim Gehen, der Bewegungsablauf wurde aber mehr und mehr unharmonisch. Inzwischen macht Frau K. nur noch kleine, schlurfende Schritte. Insbesondere das Umdrehen beim Gehen fällt ihr schwer. Auch hat sie beim Gehen Startschwierigkeiten. Dies alles ist mehrfach belastend, denn die Gangstörung hindert Frau K. häufig daran, rechtzeitig zur Toilette zu gelangen – sie hat ständigen Harndrang. Seit Kurzem kann sie kaum noch das Wasser halten, was ihr äußerst unangenehm ist. Sie traut sich daher auch nicht mehr aus dem Haus.

Schließlich können ihr Mann und ihr Hausarzt sie dazu bewegen, sich in einem Fachkrankenhaus näher untersuchen zu lassen.

Hier findet eine Bildgebung des Kopfes statt, bei der erweiterte innere Hirnwasserräume nachgewiesen werden. Zusammen mit den drei prominenten Symptomen der Gangstörung, der Harninkontinenz und des demenziellen Syndroms lässt dies auf einen Normaldruck-Hydrocephalus schließen. Nach einer Entnahme des Hirnwassers (Liquor) tritt zudem vorübergehend eine Besserung der Symptomatik ein, was ebenfalls für das Vorliegen eines Normaldruck-Hydrocephalus spricht. Frau K. wird daraufhin operativ ein Shunt zum Abfließen des Hirnwassers gelegt. Danach bessern sich sehr deutlich sowohl die demenzielle Symptomatik als auch die Gangstörung und die Harninkontinenz.

Psychische Veränderungen und Verhaltensauffälligkeiten

Nicht nur die kognitiven Beeinträchtigungen stellen eine enorme Belastung für Betroffene und Angehörige sowie Pflegende dar. Mit einer Demenz gehen immer auch noch andere psychische Symptome und Verhaltensauffälligkeiten einher, die ebenso für alle Beteiligten belastend sein können.

Gerade in einem frühen Stadium der Demenz merken die Erkrankten, dass etwas mit ihnen nicht stimmt, dass das Gedächtnis nachlässt, dass sie zunehmend schlechter alleine zurechtkommen. Dies bereitet *Angst*. Es fällt schwer, solche Einbußen und Verluste der Selbstständigkeit vor sich selbst und vor anderen einzugestehen. Viele schämen sich, fühlen sich traurig und niedergedrückt. Infolgedessen kann sich eine richtige *Depression* entwickeln. Auch *Stimmungsschwankungen* sind häufig und *Aggressivität* kann auftreten. Insbesondere Überforderung kann aggressives Verhalten auslösen. Vor allem wenn die Hirnabbauprozesse Bereiche im Stirnhirn betreffen, können Betroffene zu Aggressionen und *ent-*

hemmtem Verhalten neigen, da dieser Hirnbereich essenziell ist für unsere Impulskontrolle und Verhaltenssteuerung.

Auch *psychotische Symptome*, also Fehleinschätzungen der Realität in Form von *Wahn* oder in Form von Sinnestäuschungen (*Halluzinationen*), können im Zuge einer Demenz auftreten. Beispielsweise sind Betroffene dann der unbegründeten Überzeugung, verfolgt zu werden (Verfolgungswahn) oder vergiftet zu werden (Vergiftungswahn). Manchmal schildern sie, dass fremde Menschen in ihrer Wohnung seien oder sind der haltlosen Überzeugung, bestohlen worden zu sein. Die Sinnestäuschungen äußern sich dadurch, dass Betroffene **Die Realität wird falsch beurteilt** angeben, etwas zu sehen (z. B. Personen oder Tiere) oder etwas zu riechen, zu schmecken oder auch zu hören, was gar nicht da ist.

Ein weiteres häufiges Symptom ist die *Vernachlässigung der Körperpflege* – auch bei Personen, die zuvor stets besonders gründlich auf ihre Körperhygiene geachtet haben. Gründe liegen darin, dass sie entweder vergessen, sich zu waschen, oder aber die Notwendigkeit dafür gar nicht mehr sehen.

Schlafstörungen und *nächtliches Umherirren* ist ebenfalls ein häufiges und belastendes Symptom und Ausdruck dessen, dass die »innere Uhr«, die ebenfalls im Gehirn lokalisiert ist, nicht mehr richtig »tickt«, sodass der Schlaf-Wach-Rhythmus durcheinandergerät.

Ein für alle Beteiligten quälendes Symptom vieler Demenzkranker ist eine *ziellose Unruhe* bzw. *Rastlosigkeit*. Dieses Symptom kann verschiedene Ursachen haben. Beispielsweise kann es Ausdruck mangelnder Beschäftigung sein oder einfach Ausdruck des Impulses, etwas zu tun, wobei aber gleichzeitig zielgerichtete Handlungen aufgrund der Erkrankung nicht mehr möglich sind.

In sehr fortgeschrittenen Stadien (bei manchen Demenzformen

auch schon früher) kommen auch neurologische Störungen hinzu. Hierzu gehören *Inkontinenz, Gangstörungen* und *Schluckstörungen* und die Patienten werden zunehmend *bettlägerig*.

Gefährlich kann es werden, wenn sich Demenzkranke aufgrund des starken Bewegungsdranges bei deutlich gestörtem Orientierungsvermögen verirren und nicht mehr nach Hause finden. Sinnvoll ist es daher, wenn die Erkrankten beispielsweise ein Armband mit ihrem Namen, ihrer Adresse und einer Telefonnummer tragen, damit man sie erkennt und nach Hause bringen kann.

Inzwischen existieren auch schon eine Reihe von satellitengestützten Personenortungssystemen auf dem Markt, um vermisste Personen aufzuspüren. Meist werden entsprechende Sender als Armband oder am Gürtel getragen oder sind in ein Smartphone (z. B. iPhone) integriert. Mittlerweile sind auch schon Schuhe mit eingebautem GPS-Empfänger und einem Sender entwickelt worden.

Maßnahmen zur Beeinflussung solcher psychischen Veränderungen und Verhaltensauffälligkeiten werden auf den Seiten 76–78 sowie 90–91 dargestellt.

Wichtig ist: Es gibt nicht »den« Demenzkranken: Jeder ist anders, von seiner eigenen Geschichte und Persönlichkeit geprägt. Die genannten Verhaltensauffälligkeiten kommen also nicht unbedingt bei jedem zum Tragen.

Eine Übersicht über häufige psychische Störungen und Verhaltensauffälligkeiten bei den unterschiedlichen Demenzformen gibt die
folgende Tabelle.

Demenzform	Häufige Symptome
Alzheimer-Demenz	■ Angst ■ Depressive Verstimmung ■ Motorische Unruhe ■ Wahn (Fehlbeurteilung der Realität) ■ Erkrankungen mit spätem Beginn sind häufiger durch psychische Symptome und Verhaltensauffälligkeiten gekennzeichnet als Erkrankungen mit frühem Beginn
Vaskuläre Demenz	■ Verlangsamung (Wahrnehmung, Denken und Motorik betreffend) ■ Stimmungsschwankungen
Frontotemporale Demenzen ■ Frontale/frontotemporale Verlaufsform	■ Enthemmtes, sozial unangepasstes Verhalten ■ Stereotypien (immer gleichförmige und unangemessene Wiederholungen von bestimmten Bewe-

	gungsmustern, Körperhaltungen oder sprachlichen Äußerungen)
	■ Verändertes Essverhalten
■ Semantische Demenz	■ Stereotypien
	■ Ansonsten ähnliches Erscheinungsbild wie die frontale Verlaufsform, aber weniger deutlich ausgeprägt
■ Primär-progressive Aphasie	■ Geringe Verhaltensänderungen im Frühstadium, später ähnlich der frontalen Verlaufsform
Lewy-Körperchen-Demenz	■ Visuelle Halluzinationen (schon im Frühstadium)
	■ Capgras-Syndrom (Überzeugung, nahe Bezugspersonen seien durch identisch aussehende Doppelgänger ersetzt worden; tritt sehr selten auf)
	■ Wahn
	■ Enthemmung
	■ Schluckstörungen
	■ Stürze, Bewegungsstörungen

Parkinson-Demenz	■ Erhöhte Tagesmüdigkeit
	■ Wahn
	■ Halluzinationen
	■ Parkinson-Symptome

(Nach der Diagnose- und Behandlungsleitlinie Demenz, DGPPN und DGN, 2010)

Wichtig ist bei den in der Tabelle gemachten Zuordnungen, dass man nicht von einem Merkmal (rechts) auf die Erkrankung (links) eins zu eins schließen darf. Die in der Tabelle dargestellten Besonderheiten der verschiedenen Demenzformen sind für den Psychiater und den Neurologen nur grobe Anhaltspunkte, die er im Gesamtzusammenhang zu werten hat.

Schweregradeinteilung

Nicht nur für die Pflegeversicherung, sondern speziell für die Aufklärung der Betroffenen und ihrer Angehörigen und für die Einleitung von geeigneten therapeutischen Schritten ist es ganz wichtig, den Schweregrad der Demenz festzustellen. Sie wird eingeteilt in eine leichte, mittelschwere und schwere Demenz.

Leichte Demenz

Betroffene mit einer leichten Demenz zeigen neben den kognitiven Beeinträchtigungen vor allem Rückzugsverhalten, Teilnahmslosigkeit, Angst und Niedergedrücktheit bis hin zur Depressivität.

Die Gedächtnisstörungen drücken sich beispielsweise aus im Verlegen von Gegenständen (z. B. Schlüssel), dem Vergessen von Terminen und Wortfindungsstörungen. Vor allem das Lernen neuer Dinge und das Erinnern kurz zurückliegender Ereignisse sind erschwert. Länger Zurückliegendes kann in der Regel noch gut erinnert werden. Häufig sind auch die zeitliche und später auch die räumliche Orientierung gestört, sodass sich Erkrankte vor allem in einer neuen Umgebung schlecht zurechtfinden. Erkrankte nehmen diese Defizite an sich selbst schmerzlich wahr, was ihnen Angst bereitet und in eine Depression münden kann. Sie schämen sich ihrer Defizite und versuchen, noch eine gewisse Fassade aufrechtzuerhalten. Die Angst davor, dass andere ihre Defizite wahrnehmen, führt häufig zum sozialen Rückzug der Betroffenen.

Orientierungsprobleme

Bei einer leichten Demenz treten zwar bereits Beeinträchtigungen auf der Arbeit und im Alltag auf, Erkrankte können sich aber noch selbstständig versorgen und ihre Angelegenheiten weitgehend selbstständig regeln. Es sind insbesondere komplexere Aufgaben des Alltags beeinträchtigt, z. B. der Umgang mit technischen Geräten oder das Regeln finanzieller Dinge.

Mittelschwere Demenz

Bei einer mittelschweren Demenz kommen Erkrankte in der Regel nicht mehr ohne die Hilfe anderer zurecht. Selbstständig können sie nur noch einfachere Dinge des Alltags ausführen wie sich ankleiden, essen oder sich waschen.

Neben den zunehmend schwerer werdenden kognitiven Störungen treten insbesondere auch Störungen des Tag-Nacht-Rhythmus, starke ziellose Unruhe und Wesensveränderungen mit zum Teil auch aggressivem Verhalten auf.

Schwere Demenz

Bei einer schweren Demenz treten zusätzlich neurologische Störungen wie Inkontinenz, Einschränkungen der Bewegungsfähigkeit, Schluckstörungen und ein Verlust der Sprache hinzu. Erkrankte sind dadurch erheblich pflegebedürftig.

Auch das Langzeitgedächtnis ist so gestört, dass nahe Angehörige beispielsweise nicht mehr erkannt werden.

Der Schweregrad einer Demenz lässt sich auch anhand von speziellen Tests, die nach wissenschaftlichen Standards entwickelt wurden, einschätzen (siehe Seite 55 ff.).

Wie häufig sind Demenzen?

Demenzen können jeden treffen – als Patienten oder als Angehörigen – und gehen uns daher alle etwas an. Demenzen gehören neben den Depressionen zu den häufigsten psychischen Erkrankungen im Alter – mit steigender Tendenz, da ja auch der Anteil älterer Menschen in unserer Gesellschaft immer mehr zunimmt.

Doch immer noch spricht keiner gerne darüber. Die Erkrankung wird hin und wieder in die Öffentlichkeit gerückt, wenn bekannte Persönlichkeiten an einer Demenz erkranken, wie beispielsweise seinerzeit die US-amerikanische Schauspielerin Rita Hayworth oder der ehemalige US-Präsident Ronald Reagan. Dieser machte seine Alzheimer-Krankheit im Jahre 1994 öffentlich. Noch bis 1998 soll er regelmäßig in sein Büro gegangen und an diversen Projekten gearbeitet haben. Im Jahre 2004 verstarb er im Alter von 93 Jahren an einer Lungenentzündung.

Auch seit dem Selbstmord von Gunter Sachs im Mai 2011, der angeblich an einer Alzheimer-Demenz gelitten haben soll, oder durch das öffentliche Bekanntwerden von Rudi Assauers (Ex-Fußballprofi und -manager) Alzheimer-Krankheit im Januar 2012 ist das Thema Demenz und Alzheimer wieder mehr in den Blick der Öffentlichkeit geraten.

Zu Recht, denn die Demenz entwickelt sich immer mehr zu einer Volkskrankheit. Aktuell hat etwa jeder 80. Deutsche eine Demenz, es gibt hier zurzeit etwa 1,2 Millionen demenz-

Eine häufige Erkrankung im Alter

kranke Patienten. Anders gerechnet erkranken etwa 250 000 Menschen in Deutschland jedes Jahr an einer Demenz! Je älter, desto häufiger. Ab dem 65. Lebensjahr verdoppelt sich die Anzahl der Erkrankten etwa alle fünf Jahre. Von den über 90-Jährigen ist fast jeder Dritte von einer Demenz betroffen. Frauen erkranken häufiger daran als Männer, wobei sie im Durchschnitt aber auch etwas älter werden.

Mindestens die Hälfte, wahrscheinlich bis zu Dreiviertel aller Fälle, macht die Alzheimer-Demenz aus, gefolgt von den vaskulären Demenzen, die bei etwa einem Fünftel der Krankheitsfälle vorliegen. Oft finden sich aber auch Mischformen aus Alzheimer- und vaskulärer Demenz. Die anderen Demenzformen sind viel seltener.

Lässt sich einer Demenz vorbeugen?

Die Ursachen einer Demenz sind vielfältig und komplex. Es gibt Faktoren, die sich beeinflussen lassen, andere nicht. Zu letzteren gehören genetische Risikofaktoren.

Neben den genetischen Risikofaktoren gibt es aber auch vom Lebensstil abhängige, z. B.

- Bluthochdruck
- Hohe Blutfettwerte
- Zuckerkrankheit
- Wenige soziale Kontakte
- Körperliche Inaktivität und Übergewicht

Auch bei geringer Schulbildung scheint das Risiko höher zu sein, an einer Demenz zu erkranken.

Daneben gibt es Hinweise, dass eine mediterrane Diät mit viel Gemüse und Fisch und einem hohen Anteil ungesättigter Fettsäuren (z. B. Olivenöl) in gewisser Weise das Erkrankungsrisiko reduzieren kann. Eine regelmäßige körperliche (nicht unbedingt sportliche) Bewegung und ein anregendes geistiges und gesellschaftliches Leben können ebenfalls schützend gegen eine Demenz wirken.

Keineswegs bewiesen ist, dass der tägliche Konsum von Alkohol Demenzen vorbeugt – ein Glas Wein oder Bier pro Tag kann daher nicht empfohlen werden.

Es gibt auch keine wirksamen Medikamente, die vorbeugend eingenommen werden könnten.

Natürlich ist es grundsätzlich wichtig, dass man sich ausgewogen ernährt, einen ordentlichen Schlaf-Wach-Rhythmus hat, sich nicht chronisch unterfordert oder überfordert. Dies kann die »Widerstandskraft« unseres Gehirns erhöhen. Eine gesunde Lebensweise ist aber keine Garantie dafür, dass eine Demenz nicht auftritt.

Zusammenfassung

Demenzen sind sehr häufig. Etwa 1,2 Millionen Bundesbürger leiden derzeit hieran.

Es sind Erkrankungen des Gehirns, die geistige Funktionen wie das Gedächtnis, das Denken, die Konzentration, die Orientierung, die Auffassung, das Rechnen, die Lernfähigkeit, aber auch Sprach- und Urteilsvermögen in alltagsrelevanter Weise einschränken. Dies ist meist begleitet von abnehmender emotionaler Kontrolle, Problemen im Sozialverhalten und der Motivation.

Gemeinsam ist den meisten Demenzformen, dass sie fortschreitend sind.

Es ist ganz wichtig, dass Patienten ihre bemerkten Auffälligkeiten ihrer Erkrankung zuordnen können, um selbst zu Fachleuten ihrer Erkrankung zu werden und um in einem noch guten Zustand wichtige Entscheidungen treffen und Angelegenheiten regeln zu können, zu denen sie vielleicht später nicht mehr in der Lage sind.

Aber auch für Angehörige und pflegende Personen ist es wichtig, die Erkrankung zu verstehen, um das manchmal befremdliche Verhalten des Erkrankten nachvollziehen und adäquat damit umgehen zu können.

Die häufigste demenzielle Erkrankung ist die Alzheimer-Demenz, die mit bestimmten Auffälligkeiten im Gehirn einhergeht. Zu diesen gehören bestimmte Eiweißablagerungen innerhalb und außerhalb der Nervenzellen (sogenannte Amyloid-Plaques und Neurofibrillenbündel), die mit dem Absterben von Nervenzellen einhergehen. Schon lange bevor man es selbst merkt, beginnt die Zerstörung der Nervenzellen.

Daneben gibt es die vaskulären Demenzen, denen Gefäßschädigungen im Gehirn zugrunde liegen. Eine Form der vaskulären Demenzen ist die Multiinfarkt-Demenz, die auf viele »kleine« Schlaganfälle zurückzuführen ist. Im Erleben und Verhalten des Patienten sind vaskuläre Demenz und Alzheimer-Demenz kaum zu unterscheiden.

Bei plötzlich auftretenden oder stufenförmig sich verschlechternden demenziellen Syndromen und wenn neurologische Symptome bestehen, sollte aber an eine vaskuläre Demenz gedacht werden. Die Demenz bei der Alzheimer-Krankheit beginnt schleichend. **Unterschiedliche Demenzformen**

Häufig bestehen auch Mischformen aus Alzheimer-Demenz und vaskulärer Demenz.

Eine weitere Form der demenziellen Erkrankungen ist die frontotemporale Demenz, bei der sich Hirnabbauprozesse zunächst in umschriebenen Hirnbereichen, im Stirn- und Schläfenlappen, finden. Bei dieser Demenz dominieren zu Beginn der Erkrankung weniger die kognitiven Störungen als vielmehr Verhaltensauffälligkeiten und Wesensveränderungen. Auch eine Störung der Sprachfunktionen zeigt sich hier häufig.

Daneben gibt es eine Demenz bei Morbus Parkinson (»Schüttellähmung«) oder die sogenannte Lewy-Körperchen-Demenz, die beide mit motorischen Auffälligkeiten einhergehen.

Je weiter die Demenzen fortschreiten, desto mehr gleichen sich die unterschiedlichen Demenzformen in ihrem Erscheinungsbild einander an.

Das Auftreten einer Demenz ist von vielen Faktoren abhängig, die sich zudem gegenseitig beeinflussen können. Wir wissen inzwischen, dass es neben unveränderbaren genetischen Risikofaktoren auch solche gibt, die wir durch unseren Lebensstil in gesunden Tagen so beeinflussen können, dass eine Demenz vielleicht nicht oder später auftritt (eine Garantie dafür gibt es aber nicht!). So können wir Risikofaktoren wie einen Bluthochdruck, erhöhte Blutfettwerte oder die Zuckerkrankheit kontrollieren, dem Übergewicht entgegenwirken und uns körperlich und geistig ausreichend betätigen. Es ist allerdings ein Märchen, dass in Maßen genossener Alkohol Demenzen vorbeugen kann – aus ärztlicher Sicht ist dies nicht zu empfehlen.

Wie wird eine Diagnose gestellt?

Der erste Ansprechpartner ist in der Regel der Hausarzt. Da jede Demenz aber das Fachgebiet der Allgemeinmedizin überschreitet und hier Spezialisten gefragt sind, wird der Hausarzt unmittelbar an einen solchen Spezialisten überweisen. Dies sind die Fachärzte für Psychiatrie und Psychotherapie, die Nervenärzte und die Fachärzte für Neurologie. Manchmal wird auch empfohlen, in eine Gedächtnisambulanz zu gehen. Diese Ambulanzen sind in der Regel an Kliniken angebunden, dort besteht dann eine besondere Erfahrung. Gedächtnisambulanzen gibt es zum Beispiel in den meisten psychiatrischen und neurologischen Fachabteilungen von Universitätskliniken.

Diagnosestellung durch Fachärzte

Die Diagnosestellung dient neben der Feststellung, ob eine Demenz überhaupt vorliegt, auch der Einordnung des demenziellen Syndroms (um welche Demenzform handelt es sich?) und der Schweregradeinstufung. Sie ist Grundlage der Therapie und Prognose.

Verschiedene Untersuchungen

Zu einer umfassenden Demenzdiagnostik gehören verschiedene invasive und nicht invasive Untersuchungen, wobei zu Beginn der Diagnostik immer eine ausführliche Anamneseerhebung stehen muss (siehe unten). Da demenzielle Syndrome viele unterschiedliche Ursachen haben können, von denen manche auch behandelbar im Sinne von heilbar sind, müssen durch entsprechende Untersuchungen eben solche abgeklärt werden.

Anamnese und körperliche Untersuchung

Im ärztlichen Gespräch wird die Krankengeschichte durch die Befragung des Patienten und seiner Angehörigen erhoben (sogenannte Anamneseerhebung). Ohne Informationen von Angehörigen oder Pflegenden kann man eigentlich keine solche Diagnose stellen. In dem Gespräch stellt der Arzt Fragen zu den Krankheitszeichen (Symptomen) und der Symptomentwicklung, insbesondere mit Blick auf die Alltagsbewältigung, die geistige Leistungsfähigkeit und das Verhalten. Auch werden Vorerkrankungen, bestimmte Erkrankungen in der Familie, die derzeitig eingenommenen Medikamente und die aktuellen Lebensumstände erfragt, was Hinweise auf eventuelle Risikofaktoren geben kann.

Ganz wichtig ist auch die körperliche, also internistische sowie neurologische Untersuchung, um eine mögliche behandelbare Grunderkrankung erkennen zu können (siehe Seite 38, sekundäre

Demenzen). Denn es gibt eine Vielzahl an internistischen und neurologischen Erkrankungen, die auch mit einem demenziellen Syndrom einhergehen können.

Es gilt: Ohne körperliche Untersuchung keine Diagnose!

Psychologische Tests

Die subjektive Wahrnehmung unserer kognitiven Leistungsfähigkeit wird durch viele Faktoren beeinflusst. Manchmal nehmen wir Einschränkungen bei uns oder anderen vielleicht gar nicht so deutlich wahr oder wir nehmen sie subjektiv deutlicher und schwerwiegender wahr, als sie vielleicht sind. Zur objektiven Erfassung der kognitiven Leistungsfähigkeit und des Schweregrads ihrer Einschränkung wurde eine Reihe psychologischer Tests entwickelt. Einige davon liegen als schnell anzuwendende Kurztests vor. Hierzu gehören der Mini-Mental-Status-Test (MMST), der Demenz-Detektionstest (DemTect), der Test zur Früherkennung von Demenzen mit Depressionsabgrenzung (TFDD) oder der Uhren-Test (Letzterer sollte aber immer nur in Kombination mit wenigstens noch einem anderen Kurztest angewendet werden).

Standardisierte Erfassung der Hirnleistung

Am bekanntesten und verbreitetsten ist wohl der *Mini-Mental-Status-Test (MMST)*. Überprüft werden hierbei zeitliche und räumliche Orientierung, Merk- und Erinnerungsfähigkeit, Aufmerksamkeit, Sprache und Sprachverständnis, Lesen, Schreiben, Zeichnen und Rechnen. Innerhalb von wenigen Minuten werden neun Aufgabenkomplexe bearbeitet. Für erfolgreich gelöste Aufgaben werden Punkte vergeben, wobei die höchste zu erreichende

Gesamtpunktzahl 30 beträgt. Eine Gesamtpunktzahl von 26 oder weniger gilt als auffällig und auf eine Demenz hinweisend.

Mithilfe des Mini-Mental-Status-Tests lässt sich gleichzeitig orientierend auch der ungefähre Schweregrad einer Alzheimer-Demenz bestimmen:

- 20 bis 26 Punkte im MMST: leichte Alzheimer-Demenz
- 10 bis 19 Punkte im MMST: mittelschwere Alzheimer-Demenz
- Weniger als 10 Punkte im MMST: schwere Alzheimer-Demenz

Ein Schwachpunkt des Mini-Mental-Status-Tests ist allerdings, dass er beginnende Demenzen häufig nicht sehr zuverlässig anzeigt.

Ein anderer Kurztest ist der *Uhren-Test* (auch Uhren-Zeichen-Test genannt). Ein Patient wird hierbei aufgefordert, das Ziffernblatt einer Uhr zu zeichnen und eine bestimmte vorgegebene Uhrzeit durch entsprechendes Einzeichnen der Zeigereinstellung einzutragen. Auch dieses Verfahren geht sehr schnell, ist aber oft nur ein sehr, sehr grobes Maß. Demente Patienten können mit einem solch scheinbar einfachen Test größte Probleme haben.

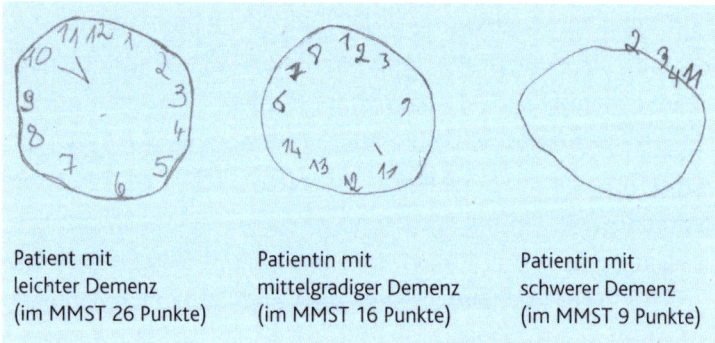

| Patient mit leichter Demenz (im MMST 26 Punkte) | Patientin mit mittelgradiger Demenz (im MMST 16 Punkte) | Patientin mit schwerer Demenz (im MMST 9 Punkte) |

Abbildung Uhrentest (die Zeitvorgabe lautete bei allen Beispielen 11:10 Uhr)

Aussagekräftiger als der MMST und der Uhren-Test sind der *Demenz-Detektionstest (DemTect)* oder der *Test zur Früherkennung von Demenz mit Depressionsabgrenzung (TFDD)*. Beides sind Verfahren, die in die Hand von Spezialisten gehören. Dafür garantieren sie auch eine im Vergleich zum MMST und Uhrentest bessere diagnostische Hilfestellung, vor allem in einem Frühstadium der Demenz oder bei der leichten kognitiven Störung (siehe Seite 93).

Kognitive Tests müssen bei jedem Patienten im Rahmen der Erstdiagnostik einer Demenz durchgeführt werden.

Diese Kurztests sind ein absolutes Muss bei der Untersuchung, geben allerdings nur eine ganz grobe Orientierung und werden in speziellen Gedächtnisambulanzen durch mehrstündige testpsychologische Untersuchungen ergänzt. Für die meisten Tests muss geschultes medizinisches oder psychologisches Personal eingesetzt werden. Eine altbekannte Erfahrung ist, dass Patienten mit Demenz, auch wenn sie beginnend ist, sehr ungern Tests durchführen. Man kann sich vorstellen, dass man die Situation nicht als angenehm empfindet, in der man als Patient einem Untersucher gegenüber sitzt, der jede Kleinigkeit im Verhalten genauestens beobachtet und protokolliert. Dies ist besonders unangenehm, wenn einem selbst schon Einschränkungen, z. B. in der Konzentration oder im Gedächtnis, aufgefallen sind, die man in den letzten Monaten zu verbergen versucht hat. Aber diese Untersuchungen sind außerordentlich wichtig, sie dienen der Diagnosestellung und der prognostischen Einschätzung des Verlaufs.

Eine testpsychologische Untersuchung ist wegweisend und obligat

Warum eine Blutabnahme?

Demenzielle Syndrome lassen sich manchmal auf Erkrankungen zurückführen, die zum Beispiel mit einer Alzheimer-Demenz überhaupt nichts zu tun haben. Deswegen ist es ganz wichtig, im Rahmen der Erstdiagnostik auch sehr umfassend das Blut zu untersuchen. Dazu gehören u. a. ein großes Blutbild sowie die Untersuchung der Spurenelemente, des Blutzuckers, der Schilddrüsenwerte, der Entzündungswerte, der Leberwerte, der Nierenwerte und von Vitaminen (in erster Linie Vitamin B_{12}). Aufgrund dieser Ergebnisse wird dann der Arzt Schlüsse auf eventuell andere zugrunde liegende Erkrankungen ziehen können. Im Einzelfall werden dann auch noch weitergehende Untersuchungen notwendig.

Manchmal wird eine genetische Untersuchung (Bestimmung des sogenannten Apolipoprotein-E-Genotyps) empfohlen. Man weiß, dass die Träger bestimmter Genvarianten ein deutlich erhöhtes Risiko für eine Alzheimer-Demenz haben. Trotzdem eignen sich genetische Tests bislang nicht zum Stellen einer Diagnose im Einzelfall. Eine solche Untersuchung ist entbehrlich.

Hirnwasseruntersuchung: Muss das sein?

Die Untersuchung des Hirnwassers (Liquoruntersuchung) ist sehr wichtig, wenn die Diagnose einer Demenz noch nicht feststeht. Insbesondere bei der Alzheimer-Krankheit gibt es inzwischen drei wegweisende Marker, das beta-Amyloid-1-42, das Gesamt-Tau und Phospho-Tau. Dies sind Eiweißstoffe, deren Konzentrationsveränderungen im Hirnwasser auf eine Alzheimer-Demenz hinweisen (typische Konstellation bei der Alzheimer-Krankheit: Gesamt-Tau-Protein und Phospho-Tau sind erhöht, beta-Amyloid ist erniedrigt). Das Hirnwasser zeigt Veränderungen dieser drei Eiweißstoffe auch schon sehr früh an und kann, wenn eine sogenannte leichte kognitive Störung (siehe Seite 93 ff.) vorliegt, gut helfen, eine Prognose in Bezug auf die weitere Entwicklung einer Alzheimer-Demenz zu stellen.

Veränderte Konzentration von Eiweißen im Hirnwasser

Es gibt auch einige weitere Dinge, die im Hirnwasser untersucht werden, z. B. Zeichen von entzündlichen Hirnerkrankungen, die mit einer Alzheimer-Demenz nichts zu tun haben, aber Veränderungen im Erleben und Verhalten hervorrufen können, die wie eine Demenz aussehen.

Manchmal heißt es, dass die Entnahme von Hirnwasser das Schlimmste sei, was man sich vorstellen kann. Unglücklicherweise gibt es den Begriff »Rückenmarkspritze«, der aber völlig verfehlt ist. Die Punktion und Abnahme des Hirnwassers hat nämlich mit dem Rückenmark gar nichts zu tun. Das Hirnwasser bettet das Gehirn und Rückenmark ein. Es umspült das Rückenmark im Rückenmarkskanal. Das Hirnwasser wird durch Punktion dieses Rückenmarkskanals im Lendenwirbelsäulenbereich entnommen (sogenannte Lumbalpunktion). Diese Punktionsstelle liegt so weit unten, dass bis dahin das Rückenmark gar nicht reicht. Das Rückenmark selbst wird also entgegen der landläufigen Meinung nicht punktiert. Eine gut durchgeführte Lumbalpunktion ist meistens kaum schmerzhafter als eine einfache Blutabnahme, so dass auf eine lokale Betäubung verzichtet werden kann.

Manche Patienten haben in den Stunden nach der Entnahme Kopfschmerzen, was aber innerhalb kurzer Zeit wieder vergeht. Der sogenannte *postpunktionelle Kopfschmerz* tritt meistens am zweiten Tag nach der Entnahme auf und kann von Unwohlsein, Übelkeit und Erbrechen sowie Schwindel begleitet sein. Die Behandlung mit Bettruhe, viel Trinken und Schmerzmitteln reicht in der Regel völlig aus. Schwerere Nebenwirkungen wie Infektionen oder Blutungen treten äußerst selten auf.

Bilder vom Gehirn

Demenzen sind Gehirnerkrankungen. Insofern spiegeln sich die Beeinträchtigungen im Erleben und Verhalten in der Struktur und der Funktion des Gehirns wider. Die sogenannte Hirnbildgebung (Neuroimaging) ist auch ein obligates »Muss« bei der Erstuntersuchung einer Demenz. Auch hier gilt wieder, dass andere Erkrankungen (z. B. Blutungen, Tumore oder Druckveränderungen im Gehirn) durch diese Untersuchungen ausgeschlossen werden müssen. Denn auch andere Erkrankungen können gelegentlich die Symptome einer Demenz aufweisen, ohne dass es sich wirklich um eine Demenz handelt.

Es stehen dafür mehrere Verfahren zur Verfügung. Die Computertomografie und die Kernspintomografie sind die wichtigsten Verfahren, um eine Art »Foto« des Gehirns zu machen.
Die *Kernspintomografie* arbeitet nicht mit Röntgenstrahlen, sondern mit Magnetfeldern. Hierbei liegt man in einer langen Röhre, was für Menschen mit Platzangst mitunter unangenehm werden

kann. Etwas störend können auch laute Klopf- und Hammergeräusche sein.

Bei der *Computertomografie* des Schädels (schichtweise Röntgenaufnahmen des Kopfes) werden Röntgenstrahlen eingesetzt. Die Computertomografie ist preiswerter als die Kernspintomografie und man liegt mit dem Kopf lediglich in einer Schale, was für den Untersuchten sehr viel angenehmer ist, es ist auch nicht so laut. Allerdings sind die Art der Aufnahmen völlig unterschiedlich.

Computertomographie oder Kernspintomografie?

Der Kernspintomografie sollte wegen der fehlenden Strahlenbelastung und insbesondere der sehr viel besseren räumlichen Auflösung möglichst der Vorzug gegeben werden.

Zur Abklärung einer Demenz ist es bei beiden Verfahren meistens nicht notwendig, dass Kontrastmittel gespritzt wird.

Neben diesen »Fotografien« des Gehirns, die die Struktur des Gehirns darstellen, gibt es auch Funktionsmessungen: Diese Verfahren heißen insbesondere *Positronen-Emissions-Tomografie (PET)* und *Einzelphotonen-Emissions-Computertomografie (SPECT)*. Hierbei lassen sich die Durchblutung beziehungsweise Stoffwechselprozesse im Gehirn sichtbar machen. Beides sind Verfahren, die nicht obligatorisch bei einer Demenzdiagnostik sind; sie dienen aber der Abgrenzung von verschiedenen, hier infrage kommenden Erkrankungen. Insbesondere wenn der Arzt eine Lewy-Körperchen-Demenz als Diagnose in Betracht zieht, wird er eine solche Untersuchung empfehlen.

Elektroenzephalografie (EEG)

Bei Verdacht auf bestimmte Erkrankungen des Gehirns als Ursache der kognitiven Störungen kann eine Elektroenzephalografie (EEG) durchgeführt werden. Bei diesem nicht invasiven, schmerzlosen Verfahren werden über aufgeklebte Elektroden auf der Kopfoberfläche elektrische Aktivitäten der Hirnzellen aufgezeichnet. Für die Diagnose einer Demenz hat dieses Verfahren einen geringen Wert.

Doppler-Untersuchung

Eine Doppler-Untersuchung ist eine bestimmte Form der Ultraschalluntersuchung. Bei dieser wird mit einer Art Mikrofon an den Gefäßen überprüft, ob die Durchblutung eingeschränkt ist, z. B. durch Engstellen (Stenosen). Eine solche Einschränkung der Durchblutung der hirnversorgenden Gefäße hat nicht unmittelbar eine Demenz zur Folge, kann aber durchaus im Rahmen einer vaskulären Demenz relevant sein.

Genetische Untersuchungen bei gesunden Angehörigen

Manchmal heißt es, dass man das genetische Risiko für einen gesunden Angehörigen eines Demenzkranken anhand eines Bluttests feststellen könne. Hierzu muss man sich vergegenwärtigen, dass noch nicht einmal 5% aller Patienten mit einer Alzheimer-Demenz eine sogenannte »familiäre Alzheimer-Demenz« haben. Nur in diesen

Fällen ist eine solche Untersuchung wichtig und sinnvoll. Hier sollte eine genetische Beratung und ggf. eine genetische Testung vom Spezialisten, dem Humangenetiker, durchgeführt werden. Voraussetzung ist, dass bei dem Erkrankten eine krankheitsverursachende genetische Veränderung (Mutation) bereits festgestellt wurde.

Wie sicher ist die Diagnose des Arztes?

Wenn eine so umfassende Untersuchung des Patienten wie oben beschrieben durchgeführt wurde, wird kein Zweifel mehr an der Diagnose bestehen. Wichtig wird aber immer die Beobachtung der Krankheitsentwicklung sein, weswegen wiederholte Untersuchungen notwendig sind. Nur durch eine Gehirnuntersuchung nach dem Tod können die charakteristischen Alzheimer-Plaques und damit das Vorliegen einer Alzheimer-Krankheit mit Sicherheit nachgewiesen werden, für die Behandlung des Patienten ist aber die klinische Diagnose anhand der verschiedenen geschilderten Untersuchungsmethoden völlig ausreichend.

Zusammenfassung

Demenzen sollten stets von einem Facharzt für Psychiatrie und Psychotherapie oder von einem Facharzt für Neurologie diagnostiziert werden. Allerdings ist es eine gute Idee, sich auch immer an den Hausarzt zu wenden und sich beraten zu lassen.

Die Fachärzte führen in der Regel sehr umfangreiche Untersuchungen durch, um eine solche Diagnose festzustellen. Dabei ist es ganz wichtig, dass dies sehr früh im Krankheitsverlauf passiert, da man dann die Erkrankung noch in gewisser Weise beeinflussen kann.

Üblich sind eingehende körperliche Untersuchungen, Gespräche, psychologische Tests, das Abnehmen von Blut und Hirnwasser, eine Hirnbildgebung mithilfe der radiologischen **Der Weg zur Diagnose** Verfahren Kernspintomografie oder Computertomografie oder der nuklearmedizinischen Verfahren Positronen-Emissions-Tomografie bzw. Einzelphotonen-Emissions-Computertomografie.

Manchmal wird eine genetische Untersuchung von gesunden Angehörigen Demenzkranker gewünscht. Dies ist nur in ganz wenigen umschriebenen Einzelfällen sinnvoll.

Die Diagnose einer Demenz sowie einer der Unterformen kann vom Spezialisten mit größter Sicherheit gestellt werden. Dies ist wichtig, da sich daraus unmittelbare therapeutische Konsequenzen ergeben.

Medikamentöse Behandlung

Demenzielle Syndrome sollten ganz früh erkannt und – soweit möglich – einer spezifischen Unterform (siehe Seite 19 ff.) zugeordnet werden, damit eine angemessene Therapie erfolgen kann. Es wird unterschieden zwischen der pharmakologischen und der psychosozialen/psychotherapeutischen Behandlung, wobei beide in einem sogenannten Gesamtbehandlungsplan zu koordinieren und auch beide durchzuführen sind. Der Gesamtbehandlungsplan für einen Patienten wird individuell vom behandelnden Arzt zusammengestellt und muss auch immer wieder hinsichtlich des Therapieerfolgs überprüft und an den Krankheitsverlauf angepasst werden.

Jeder Patient mit einer Demenz sollte individuell behandelt werden, es gibt kein »Schema F«. Denn jeder Mensch mit seiner Persönlichkeit, seiner Erkrankung, seinen Lebensumständen ist einzigartig und die Therapie muss daher auf jeden Patienten eigens zugeschnitten werden.

Therapieentscheidungen sollen nicht gegen den Willen des Patienten getroffen werden. Sie sind grundsätzlich mit dem Patienten und – sofern eine Vorsorgevollmacht oder eine gesetzliche Betreuung besteht – darüber hinaus mit seinem Bevollmächtigen oder gesetzlichen Vertreter zu besprechen.

Der Arzt ist verpflichtet, den Patienten (bzw. auch seinen Vertreter) über die Therapieoptionen einschließlich möglicher Nebenwirkungen in geeigneter und verständlicher Weise aufzuklären und diese zu besprechen.

Haben Sie den Eindruck, dass etwas nicht angesprochen wurde oder nicht verständlich war, zögern Sie nicht und fragen Sie ausdrücklich Ihren Arzt nach allen Einzelheiten!

Wenn im Folgenden von leichter, moderater/mittelschwerer oder schwerer Alzheimer-Demenz gesprochen wird, orientiert sich diese Einteilung an den Punktwerten im Mini-Mental-Status-Test (MMST), wie sie auf Seite 56 dargestellt wurde.

Verschiedene Säulen der Therapie Im Folgenden werden zunächst die medikamentösen Therapieoptionen der einzelnen Untergruppen der Demenzen besprochen, anschließend mögliche Therapien von spezifischen psychischen Symptomen und Verhaltensstörungen (z. B. depressive Verstimmung, Wahnsymptome, Aggressivität), die im Zuge einer Demenz auftreten können. Die psychosozialen Therapien werden ab Seite 81 ausführlicher erläutert.

Pharmakotherapie der Alzheimer-Demenz

Es gibt eine Reihe von Medikamenten, die hinsichtlich der folgenden Kriterien bei der Behandlung der Alzheimer-Demenz getestet und bewertet wurden:

- Besserung bzw. Normalisierung von Alltagsfunktionen
- Besserung bzw. Normalisierung von begleitenden psychopathologischen Symptomen (damit sind abnorme Erlebnis-, Gefühls- und Verhaltensweisen gemeint)
- Besserung bzw. Erhaltung der kognitiven Leistungsfähigkeit
- Besserung bzw. Erhaltung der krankheitsbezogenen Lebensqualität
- Vermeidung der Notwendigkeit einer vollständigen Pflege
- Verringerung von Sterblichkeit und
- Verringerung von therapieassoziierten unerwünschten Ereignissen

Demnach haben sich als nützlich in der Therapie der Alzheimer-Demenz die sogenannten Acetylcholinesterase-Hemmer Donepezil, Galantamin und Rivastigmin sowie das Medikament Memantin erwiesen (näheres dazu siehe Seite 68 ff.).

Alle bisher zugelassenen Medikamente zur Behandlung der Alzheimer-Demenz können den fortschreitenden Verlauf der Erkrankung nicht verhindern, lediglich auf symptomatischer

Ebene verlangsamen. Ein Stillstand der Erkrankung oder gar eine Heilung sind aber durch die Medikamente bisher noch nicht möglich. Der Patient kann durch die Medikamente auch nicht wieder sein altes Leben weiterführen, so wie es früher war. Trotzdem haben die Medikamente ihre ganz große Berechtigung: Sie können, früh genug verordnet, die Krankheitssymptome positiv beeinflussen und dadurch die Belastung für den Patienten und seine Angehörigen in gewisser Weise lindern.

Derzeit wird versucht, Medikamente zu entwickeln, die auch die Krankheit selbst in ihrem Verlauf und ihrer Ausprägung verändern können, indem sie den Nervenzelluntergang aufhalten. Forscher überall auf der Welt arbeiten auf Hochtouren daran. Insbesondere wäre es wichtig, möglichst noch vor dem Ausbruch der Erkrankung festzustellen, ob sich bei jemandem eine Alzheimer-Demenz entwickeln wird. Dann könnte man versuchen, frühzeitig in geeigneter Weise zu behandeln, sodass die Erkrankung gar nicht erst ausbricht. Derzeit ist dies allerdings noch Wunschdenken.

Acetylcholinesterase-Hemmer

Die wichtigsten Medikamente, die bei der Alzheimer-Demenz Gedächtnis, Konzentration und Aufmerksamkeit sowie die Alltagsfunktionen verbessern können, sind die sogenannten Acetylcholinesterase-Hemmer.

Acetylcholinesterase-Hemmer wirken gegen den Mangel an dem Botenstoff *Acetylcholin* im Gehirn von Alzheimer-Patienten. Sie erhöhen die Verfügbarkeit von Acetylcholin, indem sie den Abbau des Botenstoffes Acetylcholin im Gehirn hemmen.

Acetylcholinesterase-Hemmer sind 1. Wahl bei der medikamentösen Behandlung der leichten und mittelschweren Alzheimer-Demenz und sind speziell zu ihrer Behandlung zugelassen. Die drei von den Aufsichtsbehörden zugelassenen Substanzen (Donepezil, Galantamin und Rivastigmin) unterscheiden sich nicht grundsätzlich in ihrer Wirkung, keine ist einer der anderen hinsichtlich ihrer Wirksamkeit bei der Alzheimer-Demenz überlegen. Die meisten Patienten vertragen diese Medikamente sehr gut, allerdings kann es auch (oft vorübergehend und am Anfang der Behandlung) zu Erbrechen, Übelkeit, Appetitlosigkeit, Durchfall, Schwindel und Kopfschmerzen kommen. Je langsamer und vorsichtiger die Medikamente anfangs gegeben werden, desto eher lassen sich diese Nebenwirkungen vermeiden. Gut beraten ist auch, wer Galantamin und Rivastigmin (zur Reduktion möglicher Magen-Darm-Beschwerden) jeweils zum Essen einnimmt.

Jeder Patient und Angehörige sollte die Beipackzettel der verordneten Medikamente genau studieren und unbedingt mit dem behandelnden Arzt alles besprechen, was unklar bleibt. Jedes der drei Medikamente sollte so hoch dosiert werden wie hinsichtlich der Verträglichkeit möglich, also in Abhängigkeit von den auftretenden Nebenwirkungen. Desto besser können sie wirken.

Übliche Dosierungsempfehlungen

Donepezil (z. B. Aricept®): Beginn mit 5 mg abends; kann auf 10 mg pro Tag gesteigert werden (als Einmaleinnahme kurz vor dem Zubettgehen).

Galantamin (z. B. Reminyl®): Ist als Kapsel oder als Lösung erhältlich. Bei den Retardkapseln (»retard« heißt, dass der Wirkstoff über eine längere Dauer im Körper freigesetzt wird) wird mit 8 mg morgens begonnen. Bei der Lösung beträgt die Startdosis 4 mg morgens und 4 mg abends (also insgesamt ebenfalls 8 mg pro Tag, nur verteilt auf zwei Einnahmezeitpunkte). Die höchste zugelassene Dosis beträgt 24 mg pro Tag.

Rivastigmin (z. B. Exelon®): Ist als Kapseln, als Lösung oder auch als aufklebbares Pflaster erhältlich. Bei den Kapseln und der Lösung wird mit 1,5 mg jeweils morgens und abends begonnen, die zugelassene Tagesdosis beträgt nach der erforderlichen Aufdosierung maximal bis zu 12 mg. Bei Rivastigmin in Pflasterform wird mit 4,6 mg pro 24 Stunden begonnen. Diese Dosis sollte nach wenigstens 4-wöchiger Behandlung auf 9,5 mg pro 24 Stunden erhöht werden (zugelassene tägliche Maximaldosis). Das Rivastigmin-Pflaster ist ausgesprochen praktisch, es muss nur einmal am Tag aufgeklebt werden und Magen-Darm-Beschwerden sind hier seltener zu erwarten als bei den Kapseln oder der Lösung.

Die Aufdosierung aller dieser Medikamente sollte langsam über mindestens zwei bis vier Wochen erfolgen; eine Dosissteigerung innerhalb weniger Tage darf nicht empfohlen werden.

Die Medikamente können, wenn sie gut vertragen werden, im leichten bis mittleren Stadium der Alzheimer-Demenz fortlaufend über viele Jahre gegeben werden. Wenn Nebenwirkungen auftreten, die nicht toleriert werden können, sollte zu einem anderen Präparat dieser Gruppe gewechselt werden.

Manche Ärzte behandeln ihre Patienten auch im schweren Stadium der Alzheimer-Demenz mit diesen Acetylcholinesterase-Hemmern. Dafür ist es oft (aber nicht grundsätzlich) zu spät, wenn nicht mit der Behandlung schon im leichten oder mittelschweren Stadium begonnen wurde. Der Beginn einer Medikation aus dieser Medikamentengruppe kann aber prinzipiell auch noch im schweren Stadium vom Arzt überlegt werden.

Memantin

Das Medikament Memantin wirkt gegen das Zuviel an dem Botenstoff *Glutamat* im Gehirn von Alzheimer-Patienten. Es wirkt dadurch, dass es einen bestimmten Rezeptor (»Andockstelle«) für Glutamat blockiert, sodass Glutamat hier nicht wirken kann. Während für die Acetylcholinesterase-Hemmer eine Wirkung auf die kognitiven Funktionen und die Verrichtung der Alltagsaktivitäten bei leichter und mittelschwerer Alzheimer-Demenz nachgewiesen ist, ist eine solche Wirkung für Memantin (z. B. Axura®) bei einer leichtgradigen Alzheimer-Demenz nicht belegt. Hier finden sich nur geringe Effekte auf Gedächtnis und Konzentration. Daher wird die Behandlung mit Memantin bei Patienten mit leichter Alzheimer-Demenz nicht empfohlen, es besteht hierfür auch keine Zulassung.

Für Memantin konnte aber eine Wirksamkeit auf die kognitiven und Alltagsfunktionen sowie das Befinden bei Patienten mit mittelschwerer bis schwerer Alzheimer-Demenz nachgewiesen werden. Memantin ist daher für die Behandlung der Alzheimer-Demenz in diesen Stadien zu empfehlen und hierfür auch zugelassen.

Übliche Dosierungsempfehlungen

Memantin ist in Tabletten- und Tropfenform erhältlich. Die Startdosis beträgt 5 mg pro Tag. Die Dosis wird dann schrittweise in wöchentlichen Abständen um jeweils 5 mg gesteigert. Die zugelassene tägliche Höchstdosis beträgt 20 mg.

Häufig klagen Patienten über Schwindel, Kopfschmerz, Verstopfung, erhöhten Blutdruck und Schläfrigkeit als Nebenwirkungen von Memantin. Aber auch diese Nebenwirkungen sind oft nur vorübergehend.

Manchmal wird Memantin auch zusätzlich zu Donepezil bei schwerer Alzheimer-Demenz vom behandelnden Arzt erwogen (Kombinationsbehandlung von Donepezil und Memantin).

Ginkgo biloba

Trotz des schönen Namens werden ginkgohaltige Präparate von Experten nicht empfohlen. Es ist zwar zugelassen für hirnorganisch bedingte geistige Leistungseinbußen bei demenziellen Syndromen, große Untersuchungen kommen aber zu dem Schluss, dass es nicht ausreichend wirksam ist. Allerdings wird es trotzdem häufig verschrieben und ist zudem frei verkäuflich. Insbesondere von einer Selbstmedikation ist aufgrund von möglichen Neben- und Wechselwirkungen dringend abzuraten. Sollte jemand das Medikament trotzdem einnehmen wollen, sollte bei der Anwendung unbedingt vorab die Blutgerinnung kontrolliert werden, da besonders in diesem Bereich Nebenwirkungen auftreten können. Bei der Kombination von Ginkgo-biloba-Extrakten und Gerinnungshemmern (Marcumar, Acetylsalicylsäure, Clopidogrel) kann es zu Blutungen kommen.

Keine Empfehlung für Gingko

> Ginkgo biloba ist die Bezeichnung für einen Baum, der in China heimisch ist. Der Ginkgo-biloba-Extrakt wird aus den Blättern dieses Ginkgo-Baumes gewonnen. Dem Samen und den Blattextrakten des Baumes sagt man eine durchblutungsfördernde Wirkung nach.

Andere Medikamente

Obwohl immer wieder Vitamin E, bestimmte Schmerzmittel (sogenannte nicht-steroidale Antiphlogistika) und Hormone bei der

Behandlung der Alzheimer-Demenz Anwendung finden, können diese Medikamente aufgrund mangelnder Wirksamkeit und eines ungünstigen Risiko-Nutzen-Verhältnisses zur Behandlung der Alzheimer-Demenz nicht empfohlen werden.

Dies gilt auch für alle homöopathischen Mittel, für die es leider überhaupt keinen gesicherten Nachweis irgendeiner positiven Wirkung gibt.

Medikamente bei weiteren Demenzformen

Die Acetylcholinesterase-Hemmer und Memantin sind lediglich, wie oben dargestellt, für bestimmte Schweregrade der Alzheimer-Demenz zugelassen (Ausnahme: der Acetylcholinesterase-Hemmer Rivastigmin besitzt – in Kapselform – auch zur Behandlung der leichten bis mittelschweren Demenz bei der Parkinson-Erkrankung eine Zulassung).

Aufgrund von Wirksamkeitshinweisen können diese Medikamente aber auch bei der Behandlung bestimmter anderer Demenzformen nützlich und empfehlenswert sein, auch wenn sie für diesen Anwendungsbereich keine Zulassung besitzen. Die Präparate werden dann sozusagen »off-label« angewendet, das heißt außerhalb des bei ihrer Zulassung beantragten und von der Aufsichtsbehörde genehmigten Anwendungsbereichs.

Im Folgenden sollen die medikamentösen Therapieempfehlungen für die anderen Demenzformen dargestellt werden (auch orientiert an der von den Fachgesellschaften erstellten Diagnose- und Behandlungsleitlinie Demenz).

Bei der sogenannten *gemischten Demenz*, einer Kombination aus Alzheimer-Demenz und Schädigungen der Gefäße, ist es gerechtfertigt, sich bei der medikamentösen Therapie an den Empfehlungen zur Behandlung der Alzheimer-Demenz (siehe Seite 67 ff.) zu orientieren.

Bei der *vaskulären Demenz* ist es wichtig, dass die zugrundeliegenden Gefäßrisiken und Grunderkrankungen, die zu weiteren Gefäßschäden führen können, richtig behandelt werden. Daneben gibt es Hinweise für die Wirkung von Acetylcholinesterase-Hemmern und von Memantin, ihr Einsatz sollte im Einzelfall vom Arzt in Erwägung gezogen werden.

Behandlung der gefäßschädigenden Risikofaktoren

Bei der *frontotemporalen Demenz* sieht die Sachlage schlechter aus: Hier existieren erst wenige umfassende Studien, bislang kann für kein Medikament eine klare Empfehlung ausgesprochen werden.

Wie bereits erwähnt, kann bei einer Demenz im Rahmen einer *Parkinson-Erkrankung* der Acetylcholinersterase-Hemmer Rivastigmin (z. B. Exelon®) zusätzlich zu den üblichen Parkinsonmedikamenten empfohlen werden. Für diesen Anwendungsbereich ist Rivastigmin (in Kapselform) zugelassen.

Rivastigmin kann außerdem bei der *Lewy-Körperchen-Demenz* erwogen werden, denn hier gibt es Hinweise für eine Wirkung von Rivastigmin auf Verhaltenssymptome.

Medikamente, die direkt auf das Erleben und Verhalten wirken

Die bislang vorgestellten Medikamente wirken vor allem auf Gedächtnis, Konzentration und Aufmerksamkeit, also auf den sogenannten kognitiven Bereich.

Im Folgenden wird auf die mehr psychischen Symptome und Verhaltensauffälligkeiten wie Depressivität, psychotische Symptome (Wahn, Halluzinationen) oder Aggressivität und ihre medikamentöse Beeinflussung eingegangen. Auch diese sind ganz klar Teil und Folgen der Demenz. Ursächlich ist zum einen die durch die Demenzerkrankung verursachte Veränderung der Hirnstruktur und -funktion, zum anderen begünstigen äußere Bedingungen wie beispielsweise Überforderung oder auch ein Mangel an Anregung und Bewegung oder körperliche Faktoren wie Schmerzen solche psychischen und Verhaltensauffälligkeiten.

Antipsychotika

Zur Behandlung von Unruhe, Aggressivität, Sinnestäuschungen (Halluzinationen) oder auch wahnhaften Überzeugungen im Rahmen einer Demenzerkrankung werden häufig sogenannte Antipsychotika (älterer Begriff: Neuroleptika) eingesetzt.

Allerdings ist der Einsatz von Antipsychotika nur im Ausnahmefall gerechtfertigt, prinzipiell sollten sie bei Demenzkranken eher vermieden werden. Der Grund dafür ist, dass das Sterblichkeitsrisiko von Demenzkranken bei diesen Medikamenten erhöht ist und

Schlaganfälle häufiger vorkommen. Manchmal kommt man aber um den Einsatz von Antipsychotika nicht herum, sie sollten aber nur nach sorgfältiger Abwägung zum Einsatz kommen und dann nur in ganz niedriger Dosierung und über kurze Zeit. Insbesondere bei Patienten mit Parkinson-Demenz und Lewy-Körperchen-Demenz sind Antipsychotika nicht angezeigt, da sie die Bewegungsstörungen und die Wachheit noch verschlechtern können (Ausnahmen stellen hier die Antipsychotika Clozapin, z. B. Leponex®, und möglicherweise auch Quetiapin, z. B. Seroquel®, dar). Eine entsprechende Behandlung gehört immer in die Hand eines Facharztes.

Benzodiazepine

Häufige Probleme bei Demenzerkrankungen sind Unruhe und Schlafstörungen, nicht selten ist der Tag-Nacht-Rhythmus bei den Demenz-Patienten deutlich verändert. Dagegen werden nicht selten Benzodiazepine (Beruhigungs- und Schlafmittel) eingesetzt. Doch auch hier gilt, dass deren Einsatz aufgrund der möglichen Nebenwirkungen generell möglichst vermieden werden sollte. So können sie die kognitiven Störungen noch verstärken, die Sturzgefahr erhöhen und besitzen zudem ein hohes Abhängigkeitsrisiko.

Unruhe und Schlafstörungen

Dementsprechend gilt auch für Benzodiazepine, dass diese nur in Ausnahmefällen nach sorgfältiger Abwägung und nur für eine ganz kurze Zeit verordnet werden sollten. Dies gilt auch dann, wenn Medikamente aus dieser Gruppe schon jahrelang als Einschlafhilfe oder als Beruhigungsmittel von dem Patienten eingenommen wurden. In solchen Fällen sollte immer ein Facharzt für Psychiatrie und Psychotherapie oder ein Nervenarzt als Spezialist hinzugezogen werden.

Antidepressiva

Häufig kommt es bei demenziellen Erkrankungen auch zum Auftreten von depressiven Krankheitssymptomen. Dann können Antidepressiva eingesetzt werden, um die begleitende Depression zu behandeln. Gleiches gilt für Angst, innere Anspannung und Befürchtungen. Allerdings sollten die neueren Antidepressiva aufgrund besserer Verträglichkeit gegenüber den älteren, sogenannten trizyklischen Antidepressiva, bevorzugt werden. Jedoch wurde auch unter neueren Antidepressiva, den sogenannten selektiven Serotoninwiederaufnahme-Hemmern, ein erhöhtes Sturzrisiko Demenzkranker berichtet, das es zu beachten gilt.

Zusammenfassung

Medikamente und psychosoziale Maßnahmen sind die beiden wichtigsten Elemente jeder Therapie von an Demenz Erkrankten. Beides wird ganz eng aufeinander abgestimmt. Man muss sich allerdings klarmachen, dass es für viele Zustände derzeit keine geeigneten Behandlungsmöglichkeiten gibt. Daher ist weitere Forschung unbedingt notwendig.

Bei der Alzheimer-Demenz in einem leichten und mittelschweren Krankheitsstadium sind Acetylcholinesterase-Hemmer Mittel der 1. Wahl. Dies sind Donepezil (z. B. Aricept®), Galantamin (z. B. Reminyl®) und Rivastigmin (z. B. Exelon®). Alle diese Medikamente sollten so früh wie möglich verordnet werden; möglicher einschränkender Faktor sind hier die eventuell auftretenden Nebenwirkungen.

Ein bei mittelschwerer bis schwerer Alzheimer-Demenz zu empfehlendes Medikament ist Memantin (z. B. Axura®).

Andere Mittel wie Ginkgo biloba, Vitamin E, manche Schmerzmittel oder Hormonpräparate sind nicht ausreichend oder gar nicht wirksam und/oder besitzen ein ungünstiges Risiko-Nutzen-Verhältnis.

Wichtig zu wissen ist, dass Antipsychotika (früher Neuroleptika genannt) oder Benzodiazepine (die sogenannten Beruhigungsmittel) bei Demenz-Patienten in der Regel nicht angezeigt sind. Gerade bei Antipsychotika ist inzwischen nachgewiesen, dass dann das Sterblichkeitsrisiko erhöht ist und Schlaganfälle häufiger vorkommen. Es gibt allerdings einige Ausnahmen, bei denen die Anwendung dieser Präparate gerechtfertigt ist. Dies abzuwägen gehört in die Hand eines Facharztes.

In der Praxis sind die bei Demenzkranken häufig auftretenden Schlafstörungen ein großes Problem für alle Beteiligten. Es gibt jedoch leider kein Medikament, das bei Schlafstörungen Demenzkranker prinzipiell zu empfehlen ist.

Psychosoziale Behandlung

Besonders wichtig sind therapeutische Maßnahmen im psychologischen und sozialen Bereich. Diese können dem Patienten insbesondere zu Beginn der Erkrankung helfen, die Diagnose zu verstehen und zu akzeptieren, sein Lebensumfeld darauf abzustimmen und frühzeitig zu verändern. Im späteren Verlauf gehören Maßnahmen wie das Training der Alltagskompetenzen oder die Anpassung des Wohnumfeldes zur psychosozialen Behandlung. Besonders wichtig ist bei allen diesen Dingen auch die Berücksichtigung und Einbeziehung von Angehörigen und Pflegenden (siehe Seite 103 ff.).

Individuelle Unterstützung und Behandlung

Für jedes Krankheitsstadium und für jeden einzelnen Menschen sind hier unterschiedliche Dinge zu beachten. Jeder Demenzkranke ist anders und muss individuell behandelt werden. Wichtig ist, die Biografie des Betroffenen in die Therapie mit einzubinden und Aktivitäten zu wählen, die ihm Spaß machen, die er noch von früher kennt und die vielleicht auch auf seinen früheren Beruf und seine Hobbys (Tiere, Kochen, Backen, Malen, Gartenarbeit) abgestimmt sind. Dies kann Erinnerungen wecken und noch vorhandene Denk- und Bewegungsabläufe aktivieren. Dadurch lässt sich das Langzeitgedächtnis trainieren. Um Über- oder Unterforderungen zu vermeiden, muss genau beachtet werden, wie gut zu welchem Zeitpunkt welche Fähigkeiten noch ausgeprägt sind. Und dann gilt es, auf den vorhandenen Ressourcen aufzubauen und die verbliebenen Fähigkeiten zu stärken – ohne dabei zu überfordern. Insbesondere bei Patienten mit leichter oder mittelschwerer Demenz sind Trainings zur Verbesserung der Alltagskompetenzen sehr wichtig. Und auch bei schwerer Demenz gibt es Möglichkeiten der Aktivierung und Stimulation. Hier kann die Stimulation der Sinne im Vordergrund stehen, etwa das Betasten von Alltagsgegenständen oder das Schunkeln zu Liedern aus vergangenen Tagen.

> Wichtig ist, dem Demenzkranken bei allem Tun nicht seine Fehler vorzuhalten, ihn nicht dafür zu kritisieren oder zu rügen. Denn entscheidend ist nicht das Ergebnis einer Aufgabe, sondern ein befriedigendes Tun.

Psychotherapie

Gerade bei einer beginnenden Demenz, egal welcher Form, sind psychotherapeutische Gespräche, insbesondere auf gesprächs- und verhaltenstherapeutischer Grundlage, sehr wichtig. Sie geben dem Patienten die Möglichkeit, sich auf die Erkrankung einzustellen, die daraus resultierenden Einschränkungen zu akzeptieren und in sein Leben zu integrieren. Gleichzeitig können sie ihm helfen herauszufinden, welche positiven und entspannenden Dinge für ihn wichtig und noch möglich sind.

Kognitive Verfahren

Um kognitive Funktionen wie Gedächtnis, Aufmerksamkeit und Konzentration bei Demenzkranken zu aktivieren und zu fördern, gibt es eine Reihe kognitiver Verfahren, die eingesetzt werden können. Hierzu gehören (aus der Diagnose- und Behandlungsleitlinie Demenz):

- Kognitives Training: Durchführung von Übungen zum Training kognitiver Funktionen
- Kognitive Stimulation: Anregung kognitiver Tätigkeit, z. B. über Aktivierung von Altgedächtnisinhalten oder Einbindung in Konversation (Gespräche)
- Kognitive Rehabilitation: Unterschiedliche Kombinationen aus den beiden erstgenannten Verfahren
- Realitätsorientierung: Förderung der Orientierung in Zeit und Raum durch Hinweise und Hilfen
- Reminiszenz/autobiografische Arbeit: Aktivierung von autobiografischen, insbesondere emotional positiv besetzten Altgedächtnisinhalten

Im Rahmen eines kognitiven Trainings können Erkrankte mit leichtgradiger Demenz beispielsweise lernen, Gedächtnistechniken und Merkhilfen anzuwenden. Das Training sollte möglichst spielerisch als Gruppenaktivität erfolgen und darf die Erkrankten nicht überfordern, daher ist es auch nur bei leichter Demenz sinnvoll. Wichtig ist es, durch Erfolgserlebnisse das Selbstwertgefühl zu stärken.

Durch regelmäßiges Vorlesen, regelmäßige Gespräche oder Hören von Musik können kognitive Funktionen aktiviert werden (kognitive Stimulation). Sinnvoll ist es, in den Gesprächen mit dem Patienten auch Hinweise zur Zeit und zur Umgebung zu geben, weil es die Orientierung des Erkrankten verbessern kann (Realitätsorientierung). Ganz wichtig ist auch die autobiografische Arbeit. Hierbei kann das Altgedächtnis (Langzeitgedächtnis) aktiviert und gefördert werden, beispielsweise durch das Ansehen alter Fotos (»Erinnerungstherapie«). Die Aktivierung positiver Erinnerung hat zudem eine wohltuende Wirkung und stärkt die Identität des Erkrankten. Zu wissen, wo man herkommt, gibt Sicherheit!
Realitätsorientierung und autobiografische Arbeit sollten bei allen Demenzkranken Anwendung finden, da hier leichte positive Effekte auf die kognitive Leistung nachgewiesen wurden.

Ergotherapie

Die Ergotherapie ist eine Form der Beschäftigungstherapie. Sie dient dazu, die alltagsrelevanten handlungspraktischen Fähigkeiten so lange wie möglich durch Übungen und Anleitungen zu erhalten. Sie fördert damit die Selbstständigkeit und auch das Selbstwertgefühl der Erkrankten. Ergotherapie findet in der Regel in Gruppen statt. Dabei werden gemeinschaftlich alltägliche Dinge wie Einkaufen und Kochen oder handwerkliche Tätigkeiten geübt. Die Aktivitäten in der Gruppe fördern zudem das soziale Zugehörigkeitsgefühl, das »Wir-Gefühl«.

Körperliche Aktivität und Bewegungstherapie

Regelmäßige, tägliche körperliche Aktivität trägt in allen Krankheitsstadien zum Wohlbefinden bei. Bewegung fördert die Aktivität des Gehirns, beugt Gelenksteifigkeit vor und kommt zudem dem Bewegungsdrang der an Demenz Erkrankten entgegen. Bei jedem Demenzkranken sollte daher auf ausreichende Bewegung, möglichst auch im Freien, geachtet werden.
Ausreichende körperliche Aktivität am Tage wirkt zudem Schlafstörungen entgegen.

Auch bei bettlägerigen Erkrankten sollte unbedingt darauf geachtet werden, dass die Muskeln und Gelenke regelmäßig passiv bewegt werden, um Versteifungen zu verhindern. Regelmäßige Krankengymnastik (Physiotherapie) ist hier ein absolutes Muss!

Bewegung tut Körper und Geist gut

Künstlerische Therapien

Zu den künstlerischen Therapien gehören Musik-, Kunst- und Tanztherapie. Es handelt sich um körper- und gefühlsbetonende Therapieformen, von denen insbesondere Menschen mit eingeschränkter Kommunikationsfähigkeit profitieren können. Auch wenn die Sprache nicht mehr richtig funktioniert, haben Erkrankte hierüber die Möglichkeit, sich auszudrücken. Die Therapien werden in Gruppen durchgeführt und sollen die Lebensfreude steigern und die Kreativität fördern. Besonders beim Tanzen werden außerdem Motorik und Koordination geübt.

Sinnestherapien

Sinnestherapien (sensorische Verfahren) umfassen Methoden, die direkt das sensorische Empfinden ansprechen und insbesondere bei mangelnder sprachlicher Kommunikationsfähigkeit des Erkrankten einen großen Stellenwert besitzen. Zu den sensorischen Verfahren gehören beispielsweise die Aromatherapie, Massagen/Berührungen oder auch das sogenannte Snoezelen, ein multisensorisches Verfahren.

In der *Aromatherapie* wird mit Düften (ätherischen Ölen) gearbeitet. Düfte sprechen unsere Gefühle und unsere Erinnerungen an. Sie fördern damit kognitive Funktionen und können unsere Stimmung positiv beeinflussen.
Auch *Massagen* bzw. *Berührungen* sind ein Mittel der Kommunikation, insbesondere wenn die Sprache versiegt. Darüber hinaus können sie beruhigend auf den Erkrankten einwirken. Eine Hand auf die Hand des Erkrankten zu legen kann bei diesem beispielsweise ein Gefühl von Sicherheit und Geborgenheit hervorrufen. Allerdings ist dabei immer auch das individuelle Bedürfnis nach Distanz zu berücksichtigen.

Durch das besondere Verfahren des *Snoezelen* (»snuselen« ausgesprochen) sollen die verschiedenen Sinne angesprochen werden. Das Wort »Snoezelen« ist eine Zusammensetzung der beiden
niederländischen Worte »snuffelen« (schnüffeln) und »doezelen«
(dösen). Beim Snoezelen liegt oder sitzt man **Erlebniswelt für die**
in der Regel in einem speziell gestalteten, ge- **Sinne**
mütlichen Raum. In diesem Raum sollen verschiedene Lichtquellen, Musik und anderes Sinnesmaterial zum
Beispiel zum Tasten oder Riechen (individuell auf den Erkrankten
abgestimmt gestaltbar) beruhigend und entspannend auf die
Sinne einwirken.

Sprachtherapie

Vor allem bei Demenzkranken, bei denen die sprachlichen Defizite
stark ausgeprägt sind – besonders bei den sprachbetonten Formen der frontotemporalen Demenz, siehe Seite 31 ff. –, kann eine
Sprachtherapie (Logopädie) hilfreich sein. Auch zum Umgang mit
Schluckstörungen, die in fortgeschrittenen Stadien einer Demenzerkrankung vorkommen können, können Logopäden Hilfestellungen geben.

Wohnungsanpassung

Ein ganz essenzieller Aspekt unter den psychosozialen Maßnahmen stellt die angemessene Gestaltung des Wohnumfeldes des an Demenz Erkrankten dar.

Das Wohnumfeld muss so angepasst werden, dass Selbst- und Fremdgefährdungen vermieden werden und sich der Erkrankte in seinem Wohnumfeld gut orientieren und zurechtfinden kann. Generell sollte der Wohnraum übersichtlich gestaltet sein, Türschilder können bei der Orientierung helfen.

Die Gestaltung eines überschaubaren, aber dennoch anregenden Wohnumfeldes, das Anbieten von geeigneten Beschäftigungsmöglichkeiten und eine feste Tagesstrukturierung sind Komponenten der sogenannten *Milieutherapie*. Diese Maßnahmen fördern die Orientierung und geben dem Erkrankten ein Gefühl der Sicherheit.

Mögliche Maßnahmen zur Wohnungsanpassung

- Auf ausreichende Beleuchtung achten (auch nachts, z. B. durch nächtliche Bewegungsmelder)
- Türen sollten nach außen zu öffnen sein, damit z. B. im Falle eines Sturzes hinter der Tür der Betroffene gut erreichbar ist
- Im Bad geben Haltegriffe und ein rutschfester Bodenbelag Sicherheit
- Erhöhte Toilettensitze (bei zu niedrigen Toiletten besteht eine erhöhte Sturzgefahr)
- Die Dusche sollte möglichst ebenerdig sein (ggf. einen Badewannenlifter einbauen)

- Temperaturbegrenzer gegen Verbrühungen, Überläufe gegen Überschwemmungen
- Herd und Bügeleisen mit Abschaltautomatik
- Reinigungs- und Putzmittel sollten außer Reichweite des Erkrankten aufbewahrt werden (sonst besteht die Gefahr der falschen Nutzung, auch des Trinkens)
- Auch die Medikamente sollten wegen der Gefahr falscher Nutzung in einem abschließbaren Schrank gelagert werden
- Stolperfallen wie lose Teppiche, Kabel und Stufen sollten vermieden werden
- Offene Schränke oder Schränke mit Glastüren dienen der besseren Orientierung
- Gut sichtbare Uhren und Kalender zur Orientierung
- Bei Hinlauftendenz des Betroffenen (früherer Begriff: Weglauftendenz; starker Bewegungsdrang bei deutlich gestörtem Orientierungsvermögen) Tür- und Fenstersicherungen anbringen

Eine Broschüre für Betroffene und Angehörige zur Wohnungsanpassung bei Demenz lässt sich auch im Internet herunterladen unter http://www.demenz-service-nrw.de/files/bilder/vereoffentlichungen/DSZ_10.pdf

Nicht sehr bekannt ist, dass die Pflegekasse bei Pflegebedürftigen durchaus auch finanzielle Zuschüsse für Maßnahmen zur Verbesserung des Wohnumfeldes gewährt, und zwar bis zu einer Obergrenze von 2557 Euro pro Maßnahme. Dazu gibt es einen Eigenanteil von 10% der Kosten der Umbaumaßnahmen. Diese Zuschüsse können beispielsweise für Haltegriffe, die Beseitigung von Schwellen, den Einbau von Rampen oder eines behindertengerechten Bades oder einen Treppenlift verwendet werden. Nachfragen bei der Kasse lohnt sich!

Psychosoziale Maßnahmen bei psychischen und Verhaltensauffälligkeiten

Symptome wie Schlafstörungen, depressive Verstimmungen, Unruhe und aggressive Verhaltensweisen, die mit der Demenzerkrankung einhergehen können, bereiten häufig Probleme im Alltag Demenzkranker – sowohl den Erkrankten selber als auch den Angehörigen.

Bevor eventuell mit medikamentösen Maßnahmen versucht wird, solche Symptome zu beeinflussen (siehe Seiten 76 ff.), sollten zunächst psychosoziale Maßnahmen ergriffen werden.

Schlafstörungen

Bei Schlafstörungen ist auf regelmäßige körperliche Bewegung, z. B. in Form von Spaziergängen, zu achten. Denn ausreichende körperliche Bewegung, insbesondere im Freien bei Tageslicht, fördert den Nachtschlaf. Daneben sind feste Schlafzeiten für einen geregelten Schlaf wichtig. Auf »Nickerchen« am Tage sollte möglichst verzichtet werden – wenn unbedingt nötig, sollten sie 30 Minuten nicht übersteigen. Wer tagsüber schläft, braucht diesen Schlaf nicht in der Nacht. Hilfreich kann es auch sein, das Zubettgehen nach einem festen Ritual zu gestalten.

Tagesaktivität, Struktur und Rituale fördern den Nachtschlaf

Depressive Symptome

Depressive Symptome sind ein häufiges, begleitendes Symptom bei Demenzkranken – vor allem, wenn den Erkrankten ihre Defizite schmerzlich bewusst werden. Hier können spezifische psychotherapeutische Maßnahmen in Form von Gesprächs- oder Verhaltenstherapie helfen, mit der Erkrankung und den Einbußen umgehen zu lernen.

Unruhe

Ziellose Unruhe ist ein häufiges Symptom bei Demenzerkrankungen. Die Ursachen können vielfältig sein, eine mögliche Ursache ist mangelnde Beschäftigung. Dem kann durch das Einbinden des Erkrankten in Aktivitäten und durch ausreichende Bewegung (z. B. Spaziergänge) entgegengewirkt werden.

Aggressive Verhaltensweisen

Die aggressiven Verhaltensweisen sind ein schwieriges und für alle Beteiligten belastendes Thema. Sie können verschiedenste Ursachen haben, die es zunächst einmal herauszufinden gilt. Dazu gehört beispielsweise Überforderung durch zu hohe Ansprüche an den Erkrankten oder zu viele Reize (zu viele Menschen, zu viel Lärm, zu viel Hektik). Hier können z. B. die geschilderten Sinnestherapien (siehe Seite 86 f.) helfen, über die Steigerung des Wohlbefindens und der Entspannung, aggressives Verhalten zu reduzieren.

Zusammenfassung

Es gibt eine Reihe psychosozialer Maßnahmen, die geeignet sind, sowohl kognitive Funktionen günstig zu beeinflussen (z. B. Realitätsorientierung und die autobiografische Arbeit) als auch Alltagsfertigkeiten zu trainieren und zu erhalten (z. B. Ergotherapie).

Durch psychosoziale Verfahren wie Musik-, Kunst- und Tanztherapie und körperliche Aktivitäten können das Wohlergehen gesteigert und zudem psychische Störungen sowie Verhaltensauffälligkeiten gelindert werden.

Leichte kognitive Störung

Die auch als »Mild cognitive impairment« bezeichnete Erkrankung ist eine Störung, bei der zwar die Alltagskompetenz vollständig erhalten ist, der Betroffene aber Einbußen, insbesondere im Bereich des Gedächtnisses, beklagt (oder solche sind durch entsprechende Tests belegbar). Es ist bekannt, dass die leichte kognitive Störung mit einem besonderen Risiko für die Entwicklung einer Alzheimer-Demenz verbunden ist. Nach der Diagnose einer leichten kognitiven Störung beträgt die jährliche Übergangshäufigkeit von eben dieser zu einer Demenz bis zu 10%.

Menschen mit einer leichten kognitiven Störung haben Gedächtnisprobleme (verzögerter/ verlangsamter Abruf von Gedächtnisinhalten), **Nachgewiesene kognitive Störungen ohne alltagspraktische Relevanz** Probleme der Aufmerksamkeit und der Umweltsteuerung. Letzteres bedeutet, dass das Setzen von Zielen, Planungen zur Durchführung von Handlungen, die Kontrolle von Impulsen und Emotionen beeinträchtigt sind.

Kriterien für das Vorliegen einer leichten kognitiven Störung sind die berichtete oder beobachtete Abnahme der kognitiven Leistung, die objektiv messbare Beeinträchtigung in einem oder mehreren kognitiven Leistungsbereichen, die typischerweise das

Gedächtnis mit betreffen, der Erhalt der Alltagskompetenzen und die Feststellung, dass eine Demenz nicht vorliegt.

Zur Diagnostik gehört neben der Anamneseerhebung und der körperlichen Untersuchung (siehe Seite 54) insbesondere eine testpsychologische Untersuchung. Kognitive Kurztests wie die auf den Seiten 55–57 erwähnten (MMST, DemTec oder TFDD) reichen aber nicht aus, um eine leichte kognitive Störung festzustellen, sondern hier ist eine ausführlichere testpsychologische Untersuchung notwendig. Bei der körperlichen Untersuchung müssen vom Arzt unbedingt, soweit möglich, vaskuläre (das Gefäßsystem betreffende), traumatische sowie andere organische Ursachen des Leistungsverlustes abgeklärt werden.

Diagnostische Einordnung der kognitiven Störungen

Wenn einmal eine leichte kognitive Störung diagnostiziert wurde, sollte unbedingt im weiteren Verlauf, am besten jährlich, eine erneute Untersuchung der kognitiven Leistungsfähigkeit durchgeführt werden, um den möglichen Übergang in eine Demenz zeitnah festzustellen. Denn auch hier gilt wieder, dass eine Demenz möglichst frühzeitig behandelt werden sollte, um den Verlauf positiv zu beeinflussen.

Ob bereits eine leichte kognitive Störung schon medikamentös behandelt werden sollte, ist umstritten. In der Fachliteratur gibt es keine ganz eindeutigen wissenschaftlichen Belege für einen günstigen Effekt von Medikamenten oder von psychosozialen Behandlungen auf die Übergangsrate einer leichten kognitiven Störung hin zu einer Demenz. Trotzdem wird es gut sein, wenn Betroffene und Angehörige sich vom behandelnden Arzt individuelle Empfehlungen geben lassen.

Zusammenfassung

In der Literatur wird immer wieder von der leichten kognitiven Störung berichtet, die, wenn sie auftritt, eine jährliche Übergangshäufigkeit zur Demenz von bis zu 10% hat. Charakterisiert ist die leichte kognitive Störung durch die Abnahme der kognitiven Leistungsfähigkeit (vor allem von Aufmerksamkeit und Gedächtnis) bei erhaltener Alltagskompetenz. Letzteres grenzt sie von den Demenzen ab, bei denen die Alltagsfunktionen bereits beeinträchtigt sind.

Wurde die Diagnose einer leichten kognitiven Störung gestellt, sollte aufgrund des erhöhten Risikos für das Auftreten einer Demenz etwa jährlich eine erneute Untersuchung der kognitiven Leistungsfähigkeit anhand des klinischen Bildes und einer testpsychologischen Diagnostik vorgenommen werden. Dann kann eine Demenz, falls sie auftritt, frühzeitig behandelt werden. Es sei aber nochmal deutlich gesagt, dass sich eine leichte kognitive Störung nicht unbedingt zu einer Demenz weiterentwickeln muss.

Diagnose Demenz: Konsequenzen für den Betroffenen

Die Diagnose »Demenz« lässt sich vielleicht in gewisser Weise mit der Diagnose »Krebserkrankung« vergleichen. Auch hier gibt es ganz verschiedene Krankheitsarten und -stadien, deren Behandlungen völlig unterschiedlich und deren Auswirkungen auf die Lebensqualität und die Lebensdauer höchst verschieden sind. Beide Erkrankungen lösen Ängste aus und beide muss man sehr ernst nehmen.

Wie soll sich nun ein Betroffener, bei dem gerade eine Demenz diagnostiziert wurde, verhalten? Die Diagnose ist zunächst einmal für die **Schockierende Diagnose** meisten ein Schock. Man hat zwar mit der Zeit seine Einschränkungen kennengelernt, diese aber wahrscheinlich auf das Alter oder äußere Umstände geschoben. Es wäre sicherlich ungut, wollte man jetzt versuchen, diesen Schicksalsschlag mit sich alleine auszumachen und z. B. aus Scham oder um andere nicht zu belasten, alle Probleme alleine zu lösen. Das geht auch gar nicht. Es ist keine Schande, Hilfe anzunehmen, sondern eine gute und mutige Entscheidung!
Ebenso sollte man nun aber auch nicht alle Verantwortlichkeiten hinter sich lassen und sich zum kleinen Kind hin verändern. So

lange es geht, sollten alle Aktivitäten und Dinge, die früher das Leben bestimmt haben, aufrechterhalten werden. Dies trägt auch viel zum eigenen Selbstbewusstsein bei.

Informationen sind wichtig

Manche Erkrankte haben schon viele Jahre Gedächtnisprobleme, bevor sie in die Sprechstunde zum Arzt kommen. Sie haben dann zwar häufig gespürt, dass etwas mit ihrem Gedächtnis nicht stimmt, aber sich nicht bewusst damit befasst bzw. dies eher »verdrängt« – aus Angst vor der möglichen Diagnose Demenz. Wenn die Diagnose Demenz im Raum steht, sind oft Angst, Verwirrung und eine große Unsicherheit vorherrschend. Unsicherheit, weil viele Erkrankte und Angehörige mit der Diagnose nichts Rechtes anfangen können; Demenz ist immer noch ein großes Tabuthema, man weiß lediglich, dass es eine schwere Erkrankung ist.

Demenzkranke sollten sich jedoch persönlich, besonders im frühen Krankheitsstadium, mit ihrer Erkrankung intensiv auseinandersetzen. Sie sollten zur Fachfrau oder zum Fachmann ihrer Krankheit werden, sollten sich um Möglichkeiten der Unterstützung und Therapie kümmern.
Sie dürfen der Krankheit nicht die Macht geben, sie vollständig zu bestimmen. Nur wer weitreichend informiert ist, kann seine Situation adäquat einschätzen und auch verändern.

Wenn die Diagnose stimmt, können in einem frühen Krankheitsstadium, in dem nur wenige Beeinträchtigungen bestehen, weitreichende Planungen für die Zukunft gemacht werden. Dies betrifft finanzielle wie juristische Dinge, die spätere Wohn- und Lebenssituation usw. Hierbei können Angehörige sehr viel helfen: Sie können den Betroffenen unterstützen, ihm konstruktiv beistehen, ohne ihn allerdings zu verhätscheln. Und sie sollten ihn immer ernst nehmen!

In der Praxis kommt es allerdings auch immer wieder vor, dass Einzelne über ihre Erkrankung nicht informiert sein wollen. Sie vertrauen ihrem Arzt und verlassen sich auf ihre Angehörigen – ohne genauer nachzufragen. Dies ist unbedingt zu respektieren.

Der Erkrankte darf nie von seinem Arzt, seiner Familie und von den ihn Pflegenden in dem Sinne überrumpelt werden, dass er irgendetwas aufgeschrieben, verordnet, gesagt bekommt, das er nicht versteht und nicht nachvollziehen kann. Gerade bei Demenzkranken ist eine besondere Fürsorge und Zuwendung vonseiten der Ärzte und Psychologen sowie der Pflegenden essenziell.

Ganz wichtig ist auch, dass es seit einiger Zeit nicht nur Angehörigengruppen, sondern auch Selbsthilfegruppen von und für Betroffene gibt. Betroffene können sehr gut **Austausch mit anderen** voneinander lernen und sich gegenseitig stüt- **Betroffenen** zen. Oft haben sie in der häuslichen Umgebung Hemmungen, über verschiedene Dinge zu sprechen; dies fällt manchmal mit Fremden leichter, besonders, wenn sie in einer ähnlichen Situation stecken. Um solche Gruppen für Angehörige oder Patienten zu finden, kann man z. B. die Deutsche Alzheimer Gesellschaft kontaktieren (siehe Seite 175).

Frühberentung und Fahrtauglichkeit

Wenn die Diagnose vor der Berentung gestellt wird, sollte eine Frühberentung mit dem Arzt überlegt werden. Ob man diesen Schritt geht, hängt natürlich von ganz vielen Dingen ab, die den Erkrankten betreffen. Oft ist bei noch berufstätigen Erkrankten der Weg in die Berentung ein sehr positiv zu wertender Schritt, unvermeidbare Frustrationen am Arbeitsplatz können so vermieden werden.

Erhöhtes Unfallrisiko im Straßenverkehr Was die Fahrtauglichkeit betrifft, so ist es bei leichter kognitiver Störung (siehe Seite 93 ff.) in der Regel unproblematisch, Auto zu fahren. Bei der Diagnose einer leichtgradigen Demenz kann die Fahrtauglichkeit aber schon nicht mehr gegeben sein. Dies muss im Einzelfall überprüft werden, z. B. durch Prüfung bei einer Fahrschule, eine freiwillige Fahrtauglichkeitsprüfung beim TÜV oder spezielle Tests bei einem Psychiater oder Neurologen. Fragen Sie am besten Ihren behandelnden Arzt um Rat.

Grundsätzlich aufgehoben ist die Fahrtauglichkeit bei mittelschwerer und schwerer Demenz.

Zusammenfassung

Demenzkranke sollten über ihre Erkrankung gut informiert sein. Denn mit ihrem Wissen können sie besonders in einem frühen Krankheitsstadium, in dem nur wenige geistige und emotionale Einschränkungen bestehen, noch weitreichende Planungen für die Zukunft machen und entsprechende Entscheidungen treffen (z. B. Regelung der Finanzen, Vorausverfügungen über medizinische Maßnahmen). Es muss jedoch auch respektiert werden, wenn ein Betroffener entsprechende Informationen nicht wünscht.

Viele Erkrankte hadern damit, dass sie den Führerschein abgeben bzw. nicht mehr Auto fahren sollen. Wenn die Demenz fortgeschrittener ist, führt hieran allerdings kein Weg vorbei. Bitte denken Sie außer an Ihre eigene Sicherheit auch an die Menschen, die bei einem Unfall zu Schaden kommen könnten!

Der Angehörige

Nur wer sich selbst pflegt, kann auch andere gut pflegen

Die Begleitung und Pflege eines Demenzkranken kann eine sehr kräftezehrende Aufgabe sein – vor allem, wenn der Erkrankte zu Hause, aber auch wenn er in einer Pflegeeinrichtung oder in einer anderen Form der Betreuung lebt. Wie kann ich erkennen, wann meine Kraft zu Ende geht, wie kann ich einer Erschöpfung vorbeugen?

Wichtig ist, dass Angehörige und Pflegende mit ihren Kräften haushalten, sich um ihr eigenes Wohlergehen und ihre Gesundheit kümmern – schon im eigenen Interesse, denn sie haben ja auch Verantwortung für das Gelingen ihres eigenen Lebens. Aber nur so können sie auch dem Erkrankten etwas von ihrer Kraft abgeben.

Merken Angehörige, dass sie selbst zu Stimmungsschwankungen neigen, sich unausgeglichen fühlen, angespannt, leicht reizbar und ständig müde sind, negative Gefühle und Widerwillen dem Erkrankten gegenüber entwickeln, Schlafstörungen oder körperliche Symptome haben wie Kopfschmerzen, kann dies bereits Ausdruck von Überforderung und Erschöpfung sein. Und dann wird es allerhöchste Zeit, etwas dagegen zu unternehmen, sich um sich selbst zu kümmern, sich eine »Auszeit« zu nehmen!

Besonders durch die vielen *Selbsthilfegruppen*, die es an zahlreichen Orten gibt, oder durch bundesweit tätige Verbände wie die Deutsche Alzheimer Gesellschaft (Adresse im Serviceteil Seite 175) kann mit Rat und Tat geholfen werden.

Für Angehörige ist es oft das Schlimmste, wenn sie den Eindruck haben, ganz alleingelassen zu werden. In einer Gruppe mit ähnlich betroffenen Angehörigen relativiert sich dies schnell: Jeder kann dem anderen Tipps geben, wie man sich bei konkreten Problemen verhalten kann, was zu tun und was zu lassen ist; und man kann einander durch Verständnis emotionalen Halt geben.

Halt und Unterstützung durch Angehörigengruppen

Bestimmte *Entspannungstechniken*, die in Seminaren der Ärzte und Krankenhäuser, der Volkshochschulen und der Krankenkassen erlernt werden können, können helfen, Stress abzubauen.

Daneben ist es wichtig, sich Unterstützung bei der Pflege und Betreuung des Demenzkranken zu holen (siehe Seite 113 ff.) und die Verantwortung auf mehrere Schultern zu verteilen – auch wenn dies anfangs vielleicht schwerfällt. Doch wenn pflegende Angehörige bereits früh auch andere Personen in die Pflege miteinbeziehen, wird die Belastung für sie nicht so groß und es wird dem Erkrankten wahrscheinlich leichter fallen, fremde Hilfe zu akzeptieren. Das kann nötig werden, wenn der pflegende Angehörige sich mal nicht um den Erkrankten kümmern kann, beispielsweise aufgrund eines Urlaubes oder weil der Angehörige selbst erkrankt und für eine gewisse Zeit ins Krankenhaus muss.

Kritik und Widerworte?

Angehörige, z.B. Ehepartner Demenzkranker, wechseln von ihrer bisherigen Rolle innerhalb der Beziehung in eine fürsorgliche, eher als Elternteil in einer Eltern-Kind-Beziehung zu beschreibende Position. Die gesunden Partner werden auf einmal zu Kontrolleuren, sagen dem Erkrankten, ob er sich noch etwas zu essen nehmen kann, was er anziehen und wann er ins Bett gehen soll. Die Beziehung verändert sich dadurch dramatisch, auch in sexueller Hinsicht. Viele gesunde Partner wollen deswegen auf *Sexualität* ganz verzichten. Manchmal verlieren Demenzkranke ihr Interesse an Sexualität oder sie zeigen im Gegenteil ein aufdringliches, enthemmtes sexuelles Verhalten, das sie dann mitunter auch in der Öffentlichkeit an den Tag legen, was für die gesunden Partner sehr unangenehm sein kann. Wichtig ist, dass sich Partner und Angehörige hier vor Augen halten, dass es die Erkrankung ist, die dieses Verhalten hervorruft. Prinzipiell muss eine Demenzerkrankung die Sexualität aber nicht beeinträchtigen. Im Gegenteil sind Zärtlichkeiten eine Möglichkeit des gegenseitigen Austausches, auch wenn die Sprache bereits verloren gegangen ist. Denn die Fähigkeiten zur nonverbalen Kommunikation bleiben häufig viel länger erhalten als die sprachlichen Kompetenzen.

Der durch die Erkrankung aufgezwungene Rollenwechsel birgt ein hohes Risiko, Spannungen und Konflikte in der Beziehung hervorzurufen. Oft fällt es zudem schwer, sich in den Erkrankten hineinzuversetzen. Denn seine Äußerungen sind manchmal nicht mehr verständlich, das Denken und Handeln nicht mehr rational, die

Emotionen zum Positiven oder Negativen überschießend, die Impulsivität und Aggressivität manchmal kaum auszuhalten.

Wenn es dann zu Auseinandersetzungen kommt, sollte nicht versucht werden, den Erkrankten rechthaberisch von der Wahrheit zu überzeugen. Dies hat gar keinen Sinn. Viel besser ist es, die Strukturen ganz klar aufzuzeigen, d. h. ihm zu vermitteln, was in der Umgebung machbar ist und was nicht. Klare Grenzen aufzuzeigen ist das Entscheidende!

Durch eine entspannte, angstfreie Kommunikation zwischen gesunden Angehörigen bzw. Pflegenden und den Erkrankten lassen sich oft, aber nicht immer, Eskalationen vermeiden. Tipps, wie dies zu verwirklichen ist, werden im nächsten Abschnitt aufgezeigt.

Wie kann ich einen liebevollen Umgang pflegen?

Wie weiter oben bereits angeklungen, sind negative Gefühle dem Erkrankten gegenüber auch häufig ein Ausdruck der Überlastung. Daher ist es so relevant für eine positive Einstellung, dass wir auch unsere eigenen Bedürfnisse befriedigen und uns auch um uns selbst kümmern, uns regelmäßige »Auszeiten« nehmen und Hilfe und Unterstützung von anderen Personen annehmen.

Konflikte entstehen auch häufig dann, wenn wir nicht nachvollziehen oder wahrhaben wollen, dass der Erkrankte einfachste Dinge nicht mehr kann. Wichtig ist es aber, dass wir uns nicht darauf konzentrieren, was der Erkrankte nicht mehr kann, sondern was er noch kann und dass wir ihn in seinem (jetzigen) So-Sein akzeptieren. Und dann sind wir auch offen für ganz viele schöne Momente.

Vor einiger Zeit ist ein Buch von Arno Geiger er- **Ein anderer Blickwinkel**
schienen, in dem der Autor die Demenzerkrankung seines Vaters liebevoll beschreibt. Dieses Buch ist allen zu empfehlen, die auch die positiven, manchmal lustigen Seiten bei der Begleitung Demenzkranker erkennen wollen. So beschreibt Arno Geiger beispielsweise folgende Situation: »Da, schau, Papa, das ist dein Gartenmäuerchen, das du mit deinen eigenen Händen gemacht hast.«
»Stimmt, das nehme ich mit.«
»Du kannst doch das Mäuerchen nicht mitnehmen!«
»Nichts leichter als das.«
»Das geht doch nicht, Papa!«
»Ich werde es dir schon zeigen.«
»Aber, Papa! Hallo! Das geht nicht! Erklär mir lieber, wie du nach Hause gehen willst, wenn du schon zu Hause bist.«
»Ich verstehe nicht ganz.«
»Du bist zu Hause und willst nach Hause gehen. Man kann doch nicht nach Hause gehen, wenn man schon zu Hause ist.«
»Das ist sachlich richtig.«
»Und?«
»Das interessiert mich alles bei Weitem nicht so sehr wie dich.«

Um den Erkrankten und seine Reaktionen zu verstehen, sollten wir, die nicht an einer Demenz erkrankten Angehörigen oder Pflegenden, uns immer fragen, wie es wäre, wenn wir in der Krankenrolle wären. Menschen mit Demenzen verändern sich mitunter auch sehr stark in ihrer Persönlichkeit. Sie sind kaum noch »die Alten«. Aber sie haben ein unverrückbares Anrecht auf Würde und Anerkennung, sie sind niemals Menschen zweiter Klasse. Dies müssen wir, die (noch) Gesunden und die (noch) nicht Dementen, uns immer wieder vor Augen führen.

Im gesunden Zustand kann man eigentlich nichts über den kranken Zustand sagen, wie dann die Lebensqualität ist, ob man noch leben oder sterben will. Deswegen ist beispielsweise auch die ganze Diskussion um die aktive Sterbehilfe äußerst schwierig, gerade auch bei einer Demenz. Sie kann dazu führen, dass den Demenzkranken ihre Würde und Menschlichkeit abgesprochen wird und gar nicht bedacht wird, dass es oft auch noch schöne Zeiten geben kann. Wir sollten nie mehr in eine unsägliche Zeit wie in dem sogenannten »Dritten Reich« zurückfallen, in der von »Ballastexistenzen« und »unwertem Leben« gesprochen wurde. Wir Gesunde sollten keine Werturteile über kranke Menschen fällen. Die unantastbare Menschenwürde ist immer die Würde des einzelnen Menschen und kein Gesetz und kein Ziel dürfen uns dazu anleiten, diese zu missachten.

Gedankenanstoß

Wenn ich einmal dement werde ...

... soll mein Leben einfach und überschaubar sein. Es soll so sein, dass ich jeden Tag das Gleiche mache, jeden Tag zur gleichen Zeit.

Wenn ich einmal dement werde ...

... musst du ruhig zu mir sprechen, damit ich keine
Angst bekomme und nicht das Gefühl entsteht, dass du
böse mit mir bist. Du sollst mir immer erklären, was du
tust.

Wenn ich einmal dement werde ...

... kann ich vielleicht nicht mehr mit Messer und Gabel essen,
aber bestimmt sehr gut mit den Fingern.

Wenn ich einmal dement werde ...

... und Panik bekomme, dann bestimmt, weil ich an zwei
Dinge gleichzeitig denken soll.

Wenn ich einmal dement werde ...

... bin ich meistens leicht zu beruhigen; nicht mit Worten,
sondern indem du ganz ruhig neben mir sitzt und meine
Hand ganz fest hältst.

Wenn ich einmal dement werde ...

... habe ich das Gefühl, dass andere mich schwer verstehen,
und genauso schwer ist es für mich, andere zu verstehen.
Mach deine Stimme ganz leise und sieh mich an, dann
verstehe ich dich am besten. Mach nur wenige Worte und
einfache Sätze.

Wenn ich einmal dement werde ...

... sieh mich an und berühre mich, bevor du mit mir sprichst. Vergiss nicht, dass ich oft vergesse.

Wenn ich einmal dement werde ...

... möchte ich Musik von damals hören, doch ich habe vergessen, welche. Erinnere du dich und lass sie uns zusammen hören. Ich mag gern singen, jedoch nicht allein.

Wenn ich einmal dement werde ...

... denke daran, dass ich nicht alles verstehe, doch mehr, als du manchmal denkst.

Verfasser: uns unbekannt (Quelle: http://www.alzheimer-bochum.de/literatur.htm)

Zusammenfassung

Das Schlimmste, was ein Angehöriger oder Pflegender machen kann: sich in sein Schneckenhaus zurückziehen. Tauschen Sie sich mit anderen aus, lernen Sie von jenen, denen es ähnlich geht. Dafür gibt es Selbsthilfegruppen, Gesprächskreise und insbesondere die Deutsche Alzheimer Gesellschaft. Wenden Sie sich an die Gesell-

Sich austauschen und informieren

schaft, wenn Sie Fragen haben. Auf der Homepage finden Sie auf die meisten Fragen, die über das, was in diesem Buch hier beschrieben ist, hinausgehen, schon Antworten.

Werden Sie sich als Angehöriger klar, dass Sie ungefragt und unfreiwillig einen Rollentausch vollziehen müssen: Gerade im schweren Stadium der Erkrankung ist Ihr Partner, Ihr Elternteil, Ihr Nachbar nicht mehr »der Alte«, die Persönlichkeit verändert sich zunehmend, worunter Partnerschaft und alles andere zu leiden haben.

Ein partnerschaftliches Verhältnis verwandelt sich mehr in eine Eltern-Kind-Beziehung. Sie werden der Kontrolleur, sagen, was erlaubt und was verboten ist. Das ist für Sie wirklich keine einfache Situation und birgt ein hohes Konfliktpotenzial.

Pflegebedürftig in Deutschland

Die Ausgaben in der Pflegeversicherung sind in den letzten zehn Jahren drastisch gestiegen. Die Politik scheint nicht dafür gerüstet zu sein, dass auch zukünftig immer mehr Pflegebedürftige – worunter viele Demenzkranke sind – zu betreuen sein werden. So gibt es derzeit ca. 2,4 Millionen Pflegebedürftige in Deutschland, im Jahr 2050 wird sich diese Zahl Schätzungen zufolge verdoppeln, ebenso die Zahl der Demenzkranken (aktuell 1,2 Millionen). Wir müssen also alles daran setzen, durch medizinische Forschung diese Zahlen zu verringern und das Leiden von unzähligen Erkrankten und deren Angehörigen positiv zu beeinflussen.

Wo werden Demenzkranke heute versorgt?

Über Dreiviertel aller Demenzkranken leben im Haushalt ihrer Angehörigen oder werden in ihrer eigenen Wohnung von diesen versorgt. Hierbei wechseln sich Zeiten der Freude und des Glücks mit Problemen, Frustrationen und Aggressionen ab. Häufig ist es für pflegende Angehörige ein schwieriger Spagat zwischen der Erfüllung der Bedürfnisse der eigenen Familie, z. B. der Kinder, und der Pflege des Demenzkranken. Die eigenen Bedürfnisse bleiben dann häufig auf der Strecke – aber das darf nicht sein und ist auf Dauer ungesund für das eigene Wohlergehen.

Fallgeschichte

Die 84-jährige Amelie K. lebt mit ihrer Tochter und den Enkelkindern am Rande der Stadt. Die Kinder sind in der Schule, die Tochter beim Einkaufen. Nur kurz lässt die Tochter ihre 84-jährige Mutter alleine. Bei dieser ist vor längerer Zeit schon eine Alzheimer-Demenz festgestellt worden, dazu war sie ein paar Tage in einer psychiatrischen Klinik. Sie nimmt regelmäßig Medikamente ein. Noch im letzten Jahr hatte die Tochter in der Angehörigengruppe, an der sie regelmäßig einmal pro Woche teilnimmt, von einem Brandfall erfahren.

Nun erlebt sie diese Situation am eigenen Leibe: Während sie beim Einkaufen ist, legt ihre Mutter ihren Bademantel auf eine Herdplatte, die sie zuvor angeschaltet hat, um Milch zu erhitzen. Dann wird sie abgelenkt, geht in ein anderes Zimmer und vergisst die heiße Herdplatte und den Bademantel. Als die Feuerwehr eintrifft, finden sie Frau K. völlig verwirrt im Wohnzimmer vor. Sie hat eine leichte Rauchvergiftung. Frau K. muss ein paar Tage im Krankenhaus verbringen.

Die Tochter, die selbst häufig unterwegs ist, entschließt sich nach diesem Vorfall zu einer 24-Stunden-Betreuung. In ein Pflegeheim möchte die Mutter nicht, auch die Tochter möchte dies nicht unterstützen. Sie engagiert abwechselnd eine junge tschechische Frau und ihre Tante, die sich liebevoll um ihre Mutter kümmern. Der Tochter ist bewusst, dass die beiden Helferinnen Schwarzarbeit machen, sie sind nicht angemeldet, nicht versichert. Für einen so umfänglichen Pflegedienst auf legaler Basis hätte sie nicht das nötige Geld.

Die Pflege des Demenzkranken im häuslichen Umfeld geht nicht immer und nicht immer bis zum Schluss. Es gibt aber einige Möglichkeiten der Betreuung und Unterstützung, die man auch rechtzeitig in Anspruch nehmen sollte:

- Angehörigengruppen
- Haushaltshilfen
- Ambulante Pflegedienste
- Betreuungsgruppen
- Tagespflege
- Betreuter Urlaub
- Tageskliniken
- Psychiatrische Krankenhäuser
- Wohngemeinschaften mehrerer Demenzkranker, die von geschulten Pflegekräften, Sozialarbeitern usw. betreut werden; dies kann bei nicht so schweren Krankheitsbildern in Erwägung gezogen werden
- Altenheime und Pflegeheime

Eine wichtige Unterstützungsmöglichkeit, wenn der Demenzkranke in der Familie lebt, ist auch die sogenannte *Kurzzeitpflege* für einen bestimmten Zeitraum (siehe Seite 124). Diese vorübergehende Pflege einer pflegebedürftigen Person in einer vollstationären Einrichtung ermöglicht der betreuenden Familie, selbst einmal zu entspannen, in den Urlaub zu fahren usw.

Fallgeschichte

Die 78-jährige Rentnerin Herta S. lebt relativ isoliert in einem Mietsblock, ihre Wohnung hat sie dort schon seit über 30 Jahren. Lange schon ist sie verwitwet; sie und ihr Mann hatten früher einen kleinen Feinkostladen betrieben. Sie hat zwei Töchter, die allerdings weit weg wohnen.

In den letzten Jahren zog sie sich zunehmend zurück, viele Nachbarn erinnern sich kaum noch an die freundliche ältere Frau. Nur noch selten verlässt sie die Wohnung, z. B. um zum Arzt zu gehen. Entfernte Verwandte bringen ihr einmal pro Woche Lebensmittel an die Tür.

Seit einiger Zeit schläft Frau S. meistens tagsüber, nachts ist sie auf den Beinen und rückt dann häufig ihre Möbel hin und her. Sie kocht schon seit vielen Monaten nicht mehr, isst nur noch kalt.

Vor Kurzem ist eine junge Familie in das Mietshaus neben die Wohnung von Frau S. eingezogen. Als sich die neue Nachbarin bei Frau S. vorstellen möchte, wird ihr erst nach mehrmaligem Klingeln die Tür geöffnet. Frau S. ist sehr misstrauisch. Schnell merkt die junge Nachbarin, dass Frau S. außerordentliche Angst hat, sich verfolgt und abgehört fühlt. Die Kleidung von Frau S. sieht verdreckt aus, die Wohnung ist ein einziges

Chaos. Die junge Nachbarin beschließt daher, den sozialpsychiatrischen Dienst der Stadt zu benachrichtigen. Eine Psychiaterin und eine Sozialarbeiterin besuchen am nächsten Tag Frau S. Sie versuchen, Frau S. davon zu überzeugen, sich in einer psychiatrischen Klinik untersuchen zu lassen. Aber erst nachdem der hinzugezogene Hausarzt Frau S. dasselbe empfiehlt, lässt sie sich in die Klinik einweisen. Dort sprechen die Psychiater lange und sehr ausführlich mit Frau S. Sie nehmen Blut ab, das Gehirn wird genau untersucht. Frau S. erhält Medikamente und Infusionen. Sie schien zu Hause viel zu wenig getrunken zu haben. Schon alleine dadurch, dass die Flüssigkeitszufuhr über einige Tage kontrolliert und Frau S. wiederholt zum Trinken aufgefordert wird, gehen die wahnhaften Gedanken, jemand würde sie verfolgen und abhören, weg. Starke Gedächtnis- und Konzentrationsprobleme sind aber weiterhin vorhanden und es wird der Verdacht auf eine Alzheimer-Demenz im mittelschweren Stadium gestellt.

Mit den Töchtern und der Patientin wird nun überlegt, wie es weitergehen könnte. Es scheint nicht möglich, dass ein Angehöriger in die Nähe von Frau S. zieht. Frau S. entschließt sich, in ein Altersheim zu ziehen. Noch aus dem Krankenhaus heraus schaut sie sich verschiedene Heime an und entschließt sich für ein bestimmtes, in welches sie auch sofort einziehen kann. Ihr geht es bei der Entlassung deutlich besser.

Oft opfert sich die Familie bei der Betreuung eines an Demenz erkrankten Angehörigen regelrecht auf. Die Betreuung mancher Erkrankter mit schweren Demenzen ist für die Familien aber kaum noch zu schaffen, die Belastung wird zu groß. Auf der anderen Seite sind Heime auch teuer, viele Familien können sich diese nicht leisten. Bevor ein Angehöriger, der demenzkrank ist, in ein Heim gegeben wird, wird landauf, landab Kassensturz gemacht. Dabei stellt sich meistens heraus, dass das mühsam Ersparte des nun Kranken innerhalb kürzester Zeit von einem Heim »aufgefressen« wird. Dann sind die Kinder dran, die von der Sozialhilfe in Regress genommen werden. Dies alles in gewissen Grenzen, diese Grenzen sind aber so, dass man es merken wird.

Darunter leidet die Beziehung zwischen den Ehepartnern, zwischen den Eltern und den Kindern und oft auch noch im weiteren Familienkreis. Demenzen sind Krankheiten, die Menschen verändern, Persönlichkeiten und Beziehungen.

Ins Heim: Abschiebung oder Erlösung?

Nur wenige gesunde Menschen möchten im Alter in einem Alten- oder Pflegeheim leben. Sie fürchten, dass ihr freier Wille dort nicht mehr geachtet wird, sie fremdbestimmt leben müssen, schlecht behandelt werden, mit anderen Menschen auf engstem Raum leben müssen und dies nicht aushalten können.

Ist denn ein Altenheim gerade für Demenzkranke eine notwendige Station vor dem Tod? In vielen Fällen wahrscheinlich ja – z. B. wenn die Desorientiertheit zu groß wird, man nicht mehr weiß, ob es Tag oder Nacht ist, welcher Monat, welche Jahreszeit oder welches Jahr, wer sein Gegenüber ist oder wie die Kinder heißen, ob man schon gefrühstückt hat oder nicht.

Um für den Erkrankten in solchen Fällen eine angemessene Betreuung zu gewährleisten, ist es geradezu notwendig, ihn in die Obhut von geschultem Personal und in eine »Rundum-Betreuung« zu geben. Manche Familien engagieren Damen aus dem Ausland, die oft mehrere Wochen bleiben und dann den Erkrankten rundum versorgen. Dies ist für den Erkrankten oft ein Segen, weil er in seiner gewohnten Umgebung bleiben kann, aber natürlich ziemlich teuer. Deswegen werden solche Verträge oft schwarz abgeschlossen, vorbei an der Steuer und der Sozialversicherung.

Bei der Auswahl von Pflegeeinrichtungen sollte generell darauf geachtet werden, ob genügend Personal vorhanden ist. Die Einrichtung und die zu bewohnenden Zimmer sollten gründlich in Augenschein genommen werden, persönliche Dinge sollten auf jeden Fall mitgebracht werden dürfen. Weitere Kriterien für die Wahl einer Pflegeeinrichtung sind: Wie ist die Tagesstruktur, welche Beschäftigungsmöglichkeiten gibt es, wer sorgt für die Mahlzeiten, wie sind die Besuchsmöglichkeiten?

Wichtig ist auch, sich bei anderen Personen **Auswahl eines Pflegeheims** über ein ins Auge gefasstes Heim zu erkundigen. Dies können die behandelnden Ärzte sein, Pfarrer, Gemeindeschwestern oder natürlich die Angehörigen von schon jetzt im Heim lebenden Bewohnern und diese selbst.

Ein sehr interessantes Buch kommt von Erich Schützendorf und Helmut Wallrafen-Dreisow. Die beiden Autoren beschreiben anhand eines fiktiven Tagebuches eines an Demenz Erkrankten, wie man »in Ruhe ver-rückt werden« dürfe. Sie plädieren für ein anderes Denken in der Altenpflege. Das Buch ist 1991 erschienen, inzwischen hat es eine hohe Auflage. Es ist ein sehr spannendes Buch, welches mit vielen Protokollen aus dem Pflegealltag darlegt, dass es mit der propagierten Selbstständigkeit alter Menschen in Heimen noch nicht weit her ist. Heime müssen sich anders organisieren und darstellen, um den Grundrechten und den Bedürfnissen Demenzkranker zu entsprechen.

Hilfen aus der Pflegeversicherung und Sozialhilfe

Pflegeversicherung

Die Pflege Demenzkranker kann mit hohen finanziellen Belastungen einhergehen. Finanzielle Unterstützung gibt die Pflegeversicherung. Verschiedene Pflegestufen beschreiben, welche und wie viel Hilfe und Betreuung für den pflegebedürftigen Menschen notwendig sind. Nach der Pflegestufe richtet sich die Höhe der finanziellen Zuwendung.

- Pflegestufe I: Erhebliche Pflegebedürftigkeit, d. h. durchschnittlicher Hilfebedarf mindestens 90 Minuten pro Tag. Auf die Grundpflege (Körperpflege, Ernährung und Mobilität) müssen dabei mehr als 45 Minuten täglich entfallen.

- Pflegestufe II: Schwere Pflegebedürftigkeit, d. h. durchschnittlicher Hilfebedarf mindestens 180 Minuten pro Tag mit einem Grundpflegebedarf von mehr als 120 Minuten täglich.
- Pflegestufe III: Schwerste Pflegebedürftigkeit, d. h. durchschnittlicher Hilfebedarf mindestens 300 Minuten pro Tag. Der Anteil an der Grundpflege muss mehr als 240 Minuten täglich betragen und es muss auch nachts (zwischen 22 und 6 Uhr) regelmäßig Grundpflege anfallen.

Wenn der Pflegeaufwand das Maß der Pflegestufe III weit übersteigt, kann die Pflegekasse zur Vermeidung einer besonderen Härte zusätzlich Sachleistungen und vollstationäre Pflegeleistungen zubilligen.

Wenn Sie einen demenzkranken Angehörigen zu Hause pflegen, der mindestens in Pflegestufe I eingruppiert ist, können Sie *Pflegezeit* nehmen:
Bis zu sechs Monate kann jemand in seinem Beruf meist unterbrechen, wenn er einen demenzkranken Angehörigen pflegt, allerdings ohne Lohn.
Wenn eine vollständige Befreiung von der Arbeit nicht sinnvoll oder möglich ist, haben Arbeitnehmer nach dem Pflegezeitgesetz die Möglichkeit, sich ebenfalls bis zu sechs Monate teilweise freistellen zu lassen.

Es gibt auch die sogenannte Pflegestufe 0, wenn der Hilfebedarf zeitlich nicht die Pflegestufe I erreicht. Für Demenzkranke gibt es dann eine Sonderregelung, dass monatlich 100–200 € gezahlt werden. Dabei wird sich an dem folgenden Kriterienkatalog orientiert:

1. Sogenannte Hinlauftendenz (ein starker Bewegungsdrang bei deutlich gestörtem Orientierungsvermögen; früher auch Weglauftendenz genannt)
2. Verkennen oder Verursachen gefährlicher Situationen (für sich oder andere)
3. Unsachgemäßer Umgang mit gefährlichen Gegenständen
4. Tätlich oder verbal aggressives Verhalten
5. Der Situation nicht angemessenes Verhalten
6. Unfähigkeit, die eigenen körperlichen und seelischen Gefühle oder Bedürfnisse wahrzunehmen
7. Unfähigkeit zur Kooperation aufgrund einer Depression oder Angststörung
8. Beeinträchtigung des Gedächtnisses und herabgesetztes Urteilsvermögen, die zu Problemen bei der Alltagsbewältigung führen
9. Störung des Tag-Nacht-Rhythmus
10. Unfähigkeit, den Tagesablauf eigenständig zu planen
11. Verkennen von Alltagssituationen und inadäquates Reagieren in Alltagssituationen
12. Ausgeprägt labiles und unkontrolliertes emotionales Verhalten
13. Niedergeschlagenheit und Hoffnungslosigkeit aufgrund einer therapieresistenten Depression

Anträge für Leistungen aus der Pflegeversicherung gibt es bei den Pflegekassen, die bei den Krankenkassen angesiedelt sind.
Die monatlichen Leistungen sind unterschiedlich je nach Inanspruchnahme des Pflegesystems. Bei häuslicher Pflegehilfe betra-

gen gegenwärtig die monatlichen Geldleistungen in Pflegestufe I: 235 €, in Pflegestufe II: 440 € und in Pflegestufe III: 700 €. Diese Pflegegeldzahlungen gelten für die häusliche Pflege durch eine *selbstbeschaffte Pflegeperson* – sowohl Familienangehörige als auch Familienfremde. Ein Arbeitsverhältnis besteht dabei nicht. (Die Angaben gelten für Leistungen ab 1. Januar 2012).

Wenn eine häusliche Pflegehilfe durch einen *ambulanten Pflegedienst* erfolgt, sind die monatlichen Geldleistungen höher: Pflegestufe I: 450 €, Pflegestufe II: 1100 €, Pflegestufe III: 1550 €.

Als monatlicher Höchstbetrag bei der *teilstationären Tages- und Nachtpflege* gelten folgende Werte (wenn die Tages- oder Nachtpflege zusammen mit der Pflegesachleistung in Anspruch genommen wird): Pflegestufe I: 675 €, Pflegestufe II: 1650 €, Pflegestufe III: 2325 €. Bei diesen Berechnungen sind allerdings zahlreiche Bedingungen zu beachten, zudem bestehen Erhöhungsmöglichkeiten, sodass ausdrückliches Nachfragen angezeigt ist.

Geldleistungen aus der Pflegeversicherung

Bei den Leistungen aus den Pflegestufen fallen Steuern und Sozialversicherungsbeträge nicht an.

Pflegekurse

Alle Bürger haben die Möglichkeit, auf Kosten der Pflegekassen sogenannte Pflegekurse zu besuchen. Das Vorliegen einer Pflegestufe ist hierfür nicht erforderlich. Hier werden wichtige Dinge über die häusliche Pflege, die richtige Ernährung und die körperliche Pflege vermittelt.

Sobald eine Pflegestufe existiert, kann auch zu Hause eine Pflegeschulung durch Fachkräfte wahrgenommen werden. Diese häusliche Pflegeschulung wird ebenfalls von den Pflegekassen finanziert.

Verhinderungspflege

Bei Bedarf kann eine Pflegeperson eine Ersatzpflege (»Verhinderungspflege«) in Anspruch nehmen. Dies ist dann der Fall, wenn die übliche Pflegeperson (z. B. ein Familienangehöriger) infolge Krankheit, Urlaub oder sonstiger Gründe (darunter fallen z. B. Geburtstage, Gartenarbeit, Arzt-/Friseurbesuche, Kino oder Fernsehabend) »an der Pflege gehindert ist«. Für die Gewährung der Ersatzpflege ist es nicht nötig, dass die Pflegeperson abwesend ist. Die Kosten werden jährlich für eine Dauer von bis zu insgesamt vier Wochen bis zu einem Höchstbetrag von insgesamt 1550 Euro übernommen. Die Ersatzkraft kann von einem professionellen Pflegedienst kommen. Bei Verwandten als Ersatzkraft gelten spezielle Regelungen.

Kurzzeitpflege

Wenn die Pflegeperson selbst erkrankt und beispielsweise in ein Krankenhaus muss oder einfach in Urlaub fahren möchte, dann gibt es auch die Möglichkeit, den Demenzkranken in eine Kurzzeitpflege zu geben.
Bei der Kurzzeitpflege werden im Bedarfsfall die Kosten für eine stationäre Unterbringung in einem Pflegeheim bis zu vier Wochen im Kalenderjahr bis zu einem Betrag von 1550 Euro übernommen.

Vollstationäre Pflege

Bei vollstationärer Pflege bezahlt die Pflegekasse unmittelbar an das Pflegeheim eine monatliche Pauschale von bis zu 1918 Euro. Diese Geldleistungen sind nur für den Pflegeaufwand und die Betreuung im Heim bestimmt, nicht für Unterbringung und Verpflegung – diese Kosten müssen von dem Pflegebedürftigen oder den

Angehörigen selbst übernommen werden. Auch hier gibt es wieder spezielle Regelungen, die man im Bedarfsfall kennen sollte.

Sozialhilfe

Wenn das eigene Geld nicht mehr reicht und die Kosten für Betreuung und Unterbringung eines Demenzkranken nicht mehr gedeckt werden können, kann Anspruch auf Sozialhilfe bestehen. Sozialhilfe wird nur nach dem Maßstab der Bedürftigkeit erbracht, wobei der gesamte Haushalt, also das Vermögen und Einkommen aller Haushaltsmitglieder, einbezogen wird. Anträge sind bei den örtlichen Sozialämtern der Städte und Landkreise zu stellen. Dort findet in der Regel auch eine eingehende Beratung statt. Oft heißen diese Ämter auch »Amt für Jugend und Familie«, »Fachbereich Soziales und Wohnen« usw.

Leistungen für Demenzkranke

Zusammenfassung

Pflege bedeutet oft Aufopferung und eine hohe finanzielle Belastung. Dafür gibt es in Deutschland inzwischen insbesondere durch die Pflegeversicherung zahlreiche Unterstützungsmöglichkeiten. Dies betrifft zum einen finanzielle Aspekte, zum anderen praktische Hilfen zu Hause, denn etwa Dreiviertel aller Demenzkranken leben mit ihren Angehörigen zusammen unter einem Dach oder in der eigenen Wohnung. Um die pflegenden Angehörigen hier zu unterstützen, gibt es ambulante Pflegedienste, Betreuungsgruppen, Tagespflege, Kurzzeitpflege sowie psychiatrische Krankenhäuser mit vollstationären und teilstationären Angeboten.

Manchmal ist aber auch eine Pflege zu Hause nicht mehr möglich, dann muss überlegt werden, ob nicht eine Heimunterbringung sinnvoll ist.

Viele Menschen wollen nicht ins Heim, haben eventuell auch Vorurteile und falsche Vorstellungen über Heime. Umso wichtiger ist es, sich frühzeitig darüber zu informieren, welche Leistungen ein spezielles Heim anbietet und wie die Qualität und die Stimmung dort sind. Häufig sind es aber auch finanzielle Dinge, die vor einer Übersiedlung in ein Heim zurückschrecken lassen. Trotz Pflegeversicherung können sich viele Familien dies nicht leisten. Oft pflegen dann die Angehörigen selbst oder stellen, manchmal auch schwarz, Pflegerinnen aus dem Ausland ein.

Recht und Gesetz: Wenn man nicht mehr selbst entscheiden kann

Für den Fall, dass man einmal nicht mehr selbst entscheiden kann, seinen Willen nicht mehr äußern kann, gibt es eine ganze Reihe von Rechtsinstrumenten, die sinnvoll sein können.

Bereits eine einfache unterschriebene Vollmacht auf einem Blatt Papier, dass man diese oder jene Angelegenheiten einem anderen überträgt (z. B. eine Vollmacht für sein Konto), kann später hilfreich sein.

Vorsorgevollmacht und Patientenverfügung

Vorsorgevollmacht

Vorsorgevollmachten besitzen eine hohe rechtliche Verbindlichkeit. In einer Vorsorgevollmacht ermächtigt der Vollmachtgeber eine oder mehrere Vertrauenspersonen, für ihn Entscheidungen zu treffen, wenn er selbst dazu nicht mehr in der Lage ist. Eine Vollmacht ist nur dann gültig, wenn der Vollmachtgeber beim Erteilen der Vollmacht voll geschäftsfähig war, das heißt im Vollbesitz sei-

ner geistigen Kräfte, was er durch einen Arzt oder Notar bestätigen lassen kann.

Vorsorgevollmachten sind nicht nur für Demenzkranke gedacht,
sondern für alle: Im gesunden Zustand kann man sich wohlüber-
legt Gedanken dazu machen und schriftlich fixieren, wer welche
Entscheidungen treffen soll, wenn man selbst dazu nicht mehr in
der Lage ist.

Eine Mustervollmacht für Angelegenheiten der Gesundheitsvor-
sorge ist im Internet abrufbar unter:

http://www.aekno.de/downloads/aekno/pat-vollmacht-2009.pdf

Patientenverfügung

In einer Patientenverfügung wird schriftlich dokumentiert, welche
ärztlichen und medizinischen Maßnahmen vorgenommen werden
sollen, wenn man seinen Willen selbst nicht mehr äußern kann.
Eine Vorlage für eine Patientenverfügung ist im Internet abrufbar
unter:

http://www.aekno.de/downloads/aekno/pat-verfuegung-2009.pdf

Gesetzliche Betreuung und Betreuungsverfügung

Im Bürgerlichen Gesetzbuch ist geregelt, wie ein Mensch vertreten
werden soll, wenn er selbst seine Interessen nicht mehr wahrnehmen kann. Dafür kann entweder der Betroffene selbst oder ein An-

gehöriger, der Hausarzt, eine andere Person oder Behörde bei dem für den ersten Wohnsitz zuständigen Betreuungsgericht am Amtsgericht eine gesetzliche Betreuung für den Betroffenen anregen. Voraussetzung für eine Betreuung ist, dass eine Bedürftigkeit für die Betreuung besteht, ein Mensch also infolge von Krankheit oder Behinderung seine Angelegenheiten ganz oder teilweise nicht regeln kann.

Als gesetzliche Betreuer kommen beispielsweise Angehörige, ehrenamtliche Betreuer oder Berufsbetreuer infrage. Falls eine Betreuungsverfügung existiert (siehe unten), wird das Gericht diese prüfen und die darin gewünschte Person als Betreuer bestellen. Vermögende Betreute müssen die Kosten für einen Berufsbetreuer selbst tragen, ansonsten trägt die Staatskasse die Kosten.

Oberste Richtschnur jeder gesetzlichen Betreuung bildet das Wohl des Betroffenen. Grundsätzlich hat ein gesetzlich bestellter Betreuer den Wünschen des Betreuten zu entsprechen. Dies gilt unabhängig von der Geschäftsfähigkeit des Betreuten, denn auch die Vorstellungen eines Geschäftsunfähigen sind nicht per se unvernünftig. Umgekehrt kann natürlich der Wunsch eines Geschäftsfähigen vom Betreuer zu ignorieren sein, wenn etwa der Betreute den Betreuer bitten würde, ihm bei einer Selbstschädigung zu helfen.

Zum Wohl des Betreuten

In einer *Betreuungsverfügung* wird schriftlich festgehalten, wer für den Fall, dass eine gesetzliche Betreuung notwendig wird, als Betreuer vom Amtsgericht eingesetzt werden soll.
Eine Vorlage für eine Betreuungsverfügung ist im Internet abrufbar unter:

http://www.bmj.de/SharedDocs/Downloads/DE/broschueren/bro-schueren_anlagen/Betreuungsverfuegung_Formular_November2009.pdf?__blob=publicationFile

Welche Aufgaben hat ein Betreuer wahrzunehmen?

Dies muss immer im Einzelfall vom Gericht bestimmt werden. Nur innerhalb eines beschriebenen Aufgabenkreises ist der Betreuer auch der gesetzliche Vertreter des Betreuten, nicht darüber hinaus.

Typische Aufgabenkreise einer Betreuung sind:

- Gesundheitsfürsorge: Entscheidungen über Heilbehandlungen einschließlich Untersuchungen und Operationen
- Aufenthaltsbestimmung
- Vermögensangelegenheiten: Einteilung, Verwendung und Verwaltung der Einkünfte
- Vertretung gegenüber Behörden
- Mietangelegenheiten
- Geltendmachen von Rechten
- Entgegennahme und Öffnen von Post
- Entscheidung über freiheitsentziehende Maßnahmen und deren Kontrolle (z. B. Aufenthalt in einer Klinik)

Testament

Voraussetzung für die Errichtung eines Testaments ist die sogenannte Testierfähigkeit. Auch diese ist im Bürgerlichen Gesetzbuch geregelt. Am besten ist es, wenn man bei der Errichtung, Aufhebung oder Änderung des Testaments zeitnah einen Besuch beim Facharzt für Psychiatrie und Psychotherapie macht. Dieser sollte genau dokumentieren, dass die sogenannte Testierfähigkeit gegeben ist. Dafür gibt es klare Kriterien. In kritischen Fällen reicht nämlich die Anhörung eines Notars, bei dem man vielleicht das Testament hinterlegt hat, über den Zustand des Erblassers zum Zeitpunkt der Testamentsniederlegung nicht aus.

Die *Testierfähigkeit* ist in der Regel zu verneinen bei:
- Schweren Orientierungsstörungen im Hinblick auf grundlegende persönliche Daten und die Lebenssituation
- Personenverkennung
- Schweren Gedächtnisstörungen
- Schweren affektiven Veränderungen

Schwerbehinderung

Nach Beantragung bei den Versorgungsämtern von Städten und Kreisen, ärztlicher Prüfung und Anerkennung kann der sogenannte Grad der Behinderung bei längerfristigen Funktionseinschränkungen festgelegt werden.
Als schwerbehindert gilt eine Person, wenn dieser Grad der Behinderung mindestens 50% beträgt. Aber auch schon Prozentwerte unterhalb dieser Marke führen zu Vergünstigungen. Bei Demenzkranken erfolgt die Einschätzung insbesondere anhand des

Ausmaßes der sozialen Anpassungsschwierigkeiten. Üblicherweise kommt es zu einer Festlegung von 30–40 bei leichter, von 50–60 bei mittelschwerer und von 70–100% bei schwerer Beeinträchtigung. Da bei Demenzkranken häufig weitere Erkrankungen (z. B. internistische) bestehen, können sich diese Grade erhöhen.

Ein Schwerbehindertenausweis wird ausgestellt, wenn der Grad der Behinderung mit 50% oder mehr festgestellt worden ist. Spezielle Merkzeichen auf dem grünen Schwerbehindertenausweis bezeichnen besondere Merkmale:

aG: Außergewöhnliche Gehbehinderung

H: Hilflos im Sinne des Einkommenssteuergesetzes (EStG), d. h. wenn eine Person »für eine Reihe von häufig und regelmäßig wiederkehrenden Verrichtungen zur Sicherung ihrer persönlichen Existenz im Ablauf eines jeden Tages fremder Hilfe dauernd bedarf« (§ 33b EStG Abs. 6 Satz 3)

Bl: Blind

Gl: Gehörlos

RF: Befreiung von der Rundfunk- und Fernsehgebührenpflicht

1.Kl: Berechtigt zur Nutzung der ersten Klasse der Deutschen Bahn mit Fahrkarte für die zweite Klasse

B: Berechtigung zur Mitnahme einer kostenlos mitfahrenden Begleitperson bei der Benutzung öffentlicher Verkehrsmittel

G: Erhebliche Beeinträchtigung der Bewegungsfähigkeit im Straßenverkehr

Es ist unbedingt sinnvoll zu überlegen – am besten gemeinsam mit dem Hausarzt –, ob die Voraussetzungen einer Schwerbehinderung gegeben sind, da doch zahlreiche Vergünstigungen mit dem Status verbunden sind.

Zusammenfassung

Am besten ist immer, wenn die Betroffenen, so lange sie es noch können, selbst ihre Dinge regeln. Dann ist viel besser gewährleistet, dass alles in ihrem Sinne abläuft. So können sie in einem noch gesunden Zustand verbindliche Vorausverfügungen für später treffen, wenn sie aufgrund ihrer Erkrankung dazu nicht mehr in der Lage sind. Als solche Rechtsinstrumente mit hoher Verbindlichkeit gelten die Vorsorgevollmacht sowie die Patienten- oder Betreuungsverfügung.

Eine gesetzliche Betreuung wird dann notwendig, wenn jemand seine Angelegenheiten aufgrund einer Krankheit oder Behinderung nicht mehr selbst regeln kann und andere Hilfen nicht mehr ausreichend sind.

Rechtzeitig für später vorsorgen

Auch sollte man, dies ist eigentlich ein ganz allgemeiner Rat, frühzeitig ein Testament verfassen. In einem Testament können alle Dinge geregelt werden, die nach dem Tod von den Angehörigen oder anderen zu beachten sind. Bei der Niederschreibung des Testaments sollte allerdings daran gedacht werden, dass bei einer beginnenden und vielleicht auch schon diagnostizierten Demenz am besten ein Facharzt für Psychiatrie und Psychotherapie zum Zeitpunkt der Testamentserrichtung schriftlich mit einem ausführlichen Befund bescheinigt, dass die sogenannte Testierfähigkeit gegeben ist. Es ist immer besser, dies von einem Facharzt bescheinigen zu lassen als von einem Notar.

Wenn eine Demenz diagnostiziert ist, sollte auch überlegt werden, ob nicht eine Schwerbehinderung vorliegt. Bei einer mittelschweren oder schweren Demenz ist immer von einem sogenannten Schwerbehinderungsgrad von über 50% auszugehen. Ein Schwerbehindertenausweis kann dann in ganz vielen Lebensbereichen hilfreich sein und finanzielle Erleichterungen ermöglichen.

Antworten auf häufig gestellte Fragen

Was ist eine Demenz?

Demenz (»Hirnleistungsschwäche«) ist ein Sammelbegriff für eine Gruppe von Erkrankungen, die sich durch einen Abbau der kognitiven Leistungsfähigkeit sowie Auffälligkeiten im Verhalten auszeichnen. Diese bestehen in alltagsbeeinträchtigender Weise über mindestens sechs Monate und sind in der Regel fortschreitend.

Fortschreitendes Vergessen

Ich habe das Gefühl, dass ich sehr vergesslich geworden bin und habe nun Angst, dass ich an einer Demenz leiden könnte. Oder kann es sich vielleicht doch um normale »Altersvergesslichkeit« handeln?

Eine gewisse Verlangsamung der Denkabläufe und des Arbeitstempos ist eine normale Alterserscheinung. Insbesondere unter Stress ist es normal, dass man mal etwas vergisst oder verlegt. Das kommt auch bei Gesunden hin und wieder vor! Bei einer Demenz sind die Gedächtniseinbußen hingegen in der Regel dauerhaft und deutlich fortschreitend und so stark ausgeprägt, dass sie die Alltagskompetenzen erkennbar einschränken.

Sollten Sie die Befürchtung haben, an einer Demenz erkrankt zu sein, so scheuen Sie sich nicht, Ihren Hausarzt aufzusuchen und ihn um eine Einschätzung zu bitten. Meistens wird er Sie beziehungsweise Ihren Angehörigen zu einem Spezialisten überweisen, der eine ausführliche Diagnostik vornimmt.

Was ist der Unterschied zwischen Demenz und Depression?

Während Demenzen im Wesentlichen Störungen des Gedächtnisses und weiterer kognitiver Funktionen bezeichnen, stellen Depressionen eine affektive Störung dar, also in erster Linie eine Störung der Stimmung, des Antriebs und des Interesses. Störungen des Gedächtnisses, der Aufmerksamkeit und Konzentration können allerdings auch als Symptome einer Depression auftreten. Umgekehrt können auch bei Demenzkranken depressive Symptome auftreten – dies macht die Unterscheidung zwischen einer Depression und einer Demenz mitunter schwierig. Insbesondere zu Beginn einer demenziellen Erkrankung, wenn die Betroffenen die Leistungseinbußen bemerken, ist eine niedergedrückte Stimmung häufig.

Kognitive Störungen bei Depressionen

Bei der Unterscheidung zwischen einer Demenz und einer Depression können folgende Kriterien helfen: Für eine Depression in Abgrenzung zur Demenz sprechen ein ausgeprägtes stimmungsmäßiges Morgentief, eine anhaltende niedergedrückte Stimmung über den Tag und das Fehlen von Orientierungsstörungen, wie sie häufig bei Demenzen vorkommen. Bei Demenzen hingegen liegt der Schwerpunkt der Störungen im kognitiven Bereich. Demenzerkrankte versuchen eher, die wahrgenommenen kognitiven Beeinträchtigungen zu überspielen, wohingegen an einer Depression Erkrankte häufiger darüber klagen.

Bei meinem Mann wurde eine Alzheimer-Demenz diagnostiziert. Sollte mein Mann die Diagnose erfahren?

Grundsätzlich hat jeder ein Recht darauf, seine Diagnose zu erfahren, aber ebenso das Recht, diese nicht zu erfahren, wenn er es denn so wünscht. In einem gemeinsamen Gespräch kann im Vorfeld geklärt werden, ob und wie viele Informationen der Betroffene selbst wünscht. Grundsätzlich sollte man auch hier – wie auch sonst im Leben – offen und ehrlich sein!

Die Diagnose einer Alzheimer-Demenz ist meist schockierend und schmerzlich. Andererseits eröffnet das Wissen um die Diagnose dem Betroffenen die Möglichkeit, für die Zukunft Vorsorge zu treffen und wichtige Dinge zu regeln, so lange er es noch kann. Er kann die schönen Momente im Leben noch ganz bewusst erleben und vielleicht auch noch Dinge tun, die er sonst nicht mehr tun würde. Wenn man über die Diagnose spricht, sollte man stets auch auf Unterstützungsmöglichkeiten eingehen und positive Perspektiven aufzeigen.

Spürt man, dass der Erkrankte Situationen aus dem Weg geht, in denen er mit seinen Defiziten konfrontiert wird, dann sollte man auf keinen Fall versuchen, den Erkrankten mit seinen Leistungseinbußen und der Ursache zu konfrontieren, wenn dazu keine Veranlassung besteht.

Sicherlich spielt es auch eine Rolle, in welchem Demenz-Stadium sich der Erkrankte befindet, d.h. ob er die Informationen zu der Erkrankung überhaupt aufnehmen und verstehen kann.

Ist eine Demenz wie die andere?

Nein, keine Demenz ist wie die andere. So wie sich gesunde Menschen unterscheiden, unterscheiden sich auch Erkrankte. Zum anderen gibt es ganz unterschiedliche Demenzformen. Je nachdem, welche Hirnregion am stärksten von dem Nervenzellverlust betroffen ist, können sich Demenzen ganz unterschiedlich äußern. Bei frontotemporalen Demenzen stehen zu Beginn der Erkrankung beispielsweise weniger die kognitiven Beeinträchtigungen, sondern vielmehr Wesensveränderungen und Verhaltensauffälligkeiten im Vordergrund. Charakteristisch für die Lewy-Körperchen-Demenz sind hingegen Schwankungen der kognitiven Leistungen sowie optische Halluzinationen und Bewegungsstörungen.

Beginnt eine Demenz eher akut oder verläuft schrittweise mit stufenförmigen Verschlechterungen und bestehen vor allem auch relativ früh schon neurologische Symptome (z. B. Gangstörungen, Inkontinenz), ist an eine vaskuläre Demenz zu denken.

Je weiter eine Demenz fortschreitet, desto mehr gleichen sich die unterschiedlichen Demenzformen allerdings in ihrem Erscheinungsbild einander an.

Mein Opa hat eine Alzheimer-Demenz. Kann ich das auch bekommen?

Nur in seltenen Fällen (unter 5% der Betroffenen mit Alzheimer-Demenz) liegt eine erbliche Form der Alzheimer-Demenz zugrunde. In solchen Fällen tritt die Alzheimer-Demenz familiär gehäuft auf. Statistisch betrachtet vererben an dieser Form einer Demenz Erkrankte das entsprechend mutierte Gen mit einer Wahrscheinlichkeit von 50% an ihre direkten Nachkommen, also ihre Kinder, weiter. Demzufolge besitzen Enkelkinder eines an der erblichen Form Erkrankten ein statistisch gesehen 25%iges Risiko, ebenfalls an der Alzheimer-Demenz zu erkranken. Aber dies betrifft nur die erbliche Form, die zum Glück sehr selten ist, sodass insgesamt von einem sehr geringen Risiko aus-zugehen ist.

Wenn aber bei dem erkrankten Opa eine krankheitsverursachende Genmutation festgestellt wurde, dann kann bei dem gesunden Enkel eine genetische Beratung und ggf. eine genetische Testung bei Humangenetikern erfolgen.

Kann man eine Demenz verhindern?

Die Entstehung einer Demenz ist sehr komplex und von vielen ver-schiedenen Faktoren abhängig, die sich nicht alle beeinflussen las-sen (z. B. genetische Ausstattung). Allerdings gibt es auch lebensstilabhängige Risikofaktoren wie körperliche und geistige Inaktivität, Überge- **Widerstandsfähigkeit** wicht, cholesterinreiches Essen, Zigarettenkon- **erhöhen** sum, die sich durch eine gesunde Lebensweise beeinflussen lassen, sodass hierdurch Möglichkeiten bestehen, die Anfälligkeit für Demenzen zu verringern. Eine Garantie, dass bei einer gesunden Lebensweise eine Demenz nicht auftritt, gibt es aber nicht. Faktoren, die sich negativ auf die Gefäße auswirken (Bluthochdruck, Zuckerkrankheit, hohe Blutfettwerte, Rauchen), können das Risiko, an einer Demenz zu erkranken, erhöhen und den Verlauf einer Demenz verschlechtern. Günstig können sich re-gelmäßige körperliche und geistige Aktivität sowie »mediterrane« Kost (viel Gemüse und Fisch, hoher Anteil ungesättigter Fettsäu-ren, z. B. Olivenöl) auswirken.

Einer Alzheimer-Demenz lässt sich aber nicht gezielt, etwa durch Ernährung oder Medikamente, vorbeugen.

Meine Frau vergisst ständig alltägliche Dinge wie das Essen auf dem Herd oder die Einkaufsliste. Wo kann man Hilfe holen?

Die erste Anlaufstelle sollte der Hausarzt sein. Dieser kennt den Patienten häufig schon lange und kann dadurch gut einschätzen – auch mithilfe von ersten kurzen, orientierenden psychologischen Tests –, ob die berichtete Vergesslichkeit auf einen demenziellen Prozess hindeutet oder am ehesten noch im Rahmen des normalen Alterungsprozesses zu sehen ist. Eventuell wird der Hausarzt den Betroffenen dann zu einem Spezialisten, also einen Facharzt für Psychiatrie und Psychotherapie oder Neurologie, überweisen.

Was macht ein Arzt, um eine Demenz festzustellen?

Bei Verdacht auf eine Demenz sollten Sie sich von Ihrem Hausarzt zu einem Spezialisten, also zu einem Arzt für Psychiatrie und Psychotherapie oder einem Facharzt für Neurologie, überweisen lassen.

Dieser wird dann eine umfassende Diagnostik vornehmen, wobei am Beginn der Diagnostik zunächst einmal das ärztliche Gespräch **Demenz erkennen** steht, in dessen Verlauf der Arzt den Betroffenen und seine Angehörigen zu verschiedenen Bereichen befragt: zu den Symptomen und dem Symptomverlauf sowie den Alltagsbeeinträchtigungen, aber auch zu sonstigen Erkrankungen, Medikamenten, den Lebensumständen und zu Erkrankungen in der Familie.

Auch werden verschiedene Papier- und Bleistift-Tests oder manchmal auch Tests am Computer durchgeführt, um genauer zu erfassen, in welchen Bereichen die Beeinträchtigungen liegen und wie schwer diese ausgeprägt sind.

Da demenzielle Syndrome viele verschiedene Ursachen haben können, von denen manche auch behandelbar im Sinne von heilbar sind, gilt es, durch entsprechende Untersuchungen eben solche abzuklären. Durchgeführt werden daher in der Regel eine sorgfältige körperliche Untersuchung, eine Blutuntersuchung, eine Hirnbildgebung, eventuell eine Abnahme und Untersuchung des Hirnwassers, eine Ultraschalluntersuchung der Halsgefäße, ggf. eine Elektroenzephalografie (EEG, Aufzeichnung der Hirnströme) und bei Bedarf bzw. entsprechendem Verdacht weitere speziellere Untersuchungen.

Welche Medikamente sind bei Alzheimer-Demenz zu empfehlen?

Medikamente, sogenannte Antidementiva, können bei der Alzheimer-Demenz die kognitiven Einbußen und die Alltagskompetenzen positiv beeinflussen. Zu solchen Antidementiva gehören im Wesentlichen Acetylcholinersterase-Hemmer (Donepezil, Galantamin und Rivastigmin) und Memantin.

Bei Patienten mit leichter bis mittelschwerer Alzheimer-Demenz werden Acetylcholinesterase-Hemmer empfohlen. Für diese Anwendungen besteht auch eine Zulassung. In einzelnen Studien konnte auch ein Nutzen von Donepezil und Galantamin bei der schweren Alzheimer-Demenz nachgewiesen werden, allerdings besteht hierfür keine Zulassung. Eine Behandlung mit diesen Präparaten kann aber nach der Diagnose- und Behandlungsleitlinie Demenz der Fachgesellschaften auch im schweren Stadium noch empfohlen werden.

Eine Wirksamkeit von Memantin konnte für die mittelschwere und schwere Alzheimer-Demenz nachgewiesen werden. Dafür besteht eine Empfehlung und auch eine Zulassung. Da eine Wirksamkeit bei der leichten Alzheimer-Demenz nicht konsistent gezeigt werden konnte, wird Memantin für die Behandlung der leichten Alzheimer-Demenz nicht empfohlen.

Was kann man außer Medikamenten noch machen?
Eine medikamentöse Behandlung ist nur eine Säule der Therapie. Ebenso wichtig sind auch nicht-medikamentöse Maßnahmen und das Aneignen von Wissen über die Erkrankung sowie über Möglichkeiten der Hilfs- und Unterstützungsangebote und über Leistungen der Kranken- und Pflegeversicherung.

Nicht-medikamentöse Maßnahmen umfassen darüber hinaus z. B. die Milieutherapie (strukturierter Tagesablauf, Schaffen eines überschaubaren, aber anregenden Umfeldes), die Erinnerungstherapie (Training des Gedächtnisses durch Rückgriff auf alte Gedächtnisinhalte), Musik-, Kunst- und Bewegungstherapie. Wichtig ist, die noch vorhandenen Fähigkeiten zu stärken und zu erhalten. Dazu ist es auch sinnvoll, den Betroffenen in leichte Alltagsverrichtungen einzubinden und ihm so gleichzeitig das Gefühl zu geben, gebraucht zu werden und nützlich zu sein. Dabei sollten Vorlieben und Abneigungen des Betroffenen stets berücksichtigt werden.

Zudem sollte das Lebens- bzw. Wohnumfeld des Erkrankten an seine Bedürfnisse angepasst werden. Dazu gehören beispielsweise die Sicherung von Gas- und Elektrogeräten, das Beseitigen von Stolperfallen, eine ausreichende Beleuchtung (auch nachts), das Anbringen von Haltegriffen und so weiter. Über die vielen technischen Hilfsmittel kann man sich beispielsweise in einem Sanitätshaus beraten lassen.

Eine begleitende Psychotherapie kann die Betroffenen dabei unterstützen, die Diagnose zu verarbeiten und sich konstruktiv auf die neue Situation einzustellen.

Mein Arzt hat bei mir eine Alzheimer-Demenz diagnostiziert. Was mache ich jetzt?

Gerade zu Beginn der Erkrankung lässt sich noch vieles für die Zukunft regeln und es lassen sich wichtige Weichen stellen. Man selbst ist aber gar nicht in der Lage, alles zu überblicken: welche Herausforderungen kommen auf mich zu, welche rechtlichen und finanziellen Dinge sollte ich regeln? Holen Sie sich daher unbedingt Hilfe und lassen Sie sich beraten. Bitten Sie beispielsweise eine Vertrauensperson um Unterstützung, sprechen Sie mit Ihrem Arzt und suchen Sie Beratungsstellen auf, die Ihnen sicherlich viele nützliche Tipps und Ratschläge geben können.

Hilfen und Unterstützung suchen und annehmen

Eine wichtige Sache, die Sie beispielsweise regeln können, ist die Erteilung einer Vorsorgevollmacht. Mit einer solchen können Sie eine bestimmte Person (oder mehrere) Ihres Vertrauens bevollmächtigen, für Sie Entscheidungen zu treffen und zu handeln (beispielsweise in finanziellen Angelegenheiten oder bei Entscheidungen über medizinische Maßnahmen), wenn Sie selbst dazu nicht mehr in der Lage sind.

Sie können auch eine Betreuungsverfügung errichten, in der Sie eine Person (oder mehrere) Ihres Vertrauens benennen, die vom Amtsgericht als gesetzlicher Betreuer für Sie ernannt werden soll, falls eine Betreuung notwendig wird. In der Regel macht eine ausführliche Vorsorgevollmacht eine gesetzliche Betreuung aber überflüssig.

Sie können auch in einer Patientenverfügung dokumentieren, welche ärztlichen und medizinischen Maßnahmen vorgenommen werden sollen, wenn Sie Ihren Willen selbst nicht mehr äußern können (dies betrifft beispielsweise künstliche Ernährung und lebenserhaltende Maßnahmen, wenn Sie sich in einem lebensbedrohlichen Zustand befinden).

Auch können Sie in einem Testament schriftlich festlegen, was nach Ihrem Tod mit Ihrem Besitz passieren soll. Am besten ist es, wenn Sie sich dafür an einen Notar wenden, **Testierfähigkeit bestätigen lassen** besser zuvor noch an einen Facharzt für Psychiatrie und Psychotherapie, der bestätigt, dass Sie bei der Testamentserrichtung im Vollbesitz Ihrer geistigen Kräfte waren, damit das Testament später nicht angefochten wird. Mit Ihrem Arzt sollten Sie besprechen, ob und welche Medikamente sinnvoll sind.

Aber was ganz wichtig ist: Bleiben Sie so lange wie möglich aktiv, d. h. gehen Sie unter die Leute, treffen Sie sich mit Freunden und machen Sie Dinge, die Ihnen Freude bereiten!

Mein Psychiater hat bei mir eine Alzheimer-Demenz festgestellt. Wie lange habe ich noch zu leben?

Das lässt sich nicht pauschal beantworten. Zwar haben Betroffene mit einer Demenz eine – verglichen mit Gesunden – verringerte Lebenserwartung, aber die Demenz ist nie die direkte Todesursache, sondern dies sind die Folgen der Demenz oder andere Erkrankungen. Todesursache ist häufig eine Infektionskrankheit wie eine Lungenentzündung, die durch Bettlägerigkeit begünstigt wird. Man stirbt also nicht an der Alzheimer-Demenz selbst.

Die Überlebensdauer nach der Diagnosestellung einer Alzheimer-Krankheit hängt von sehr vielen verschiedenen Faktoren ab, z. B. dem Alter des Betroffenen und dem Demenzstadium bei Diagnosestellung und sicherlich auch von den schon bestehenden Vorerkrankungen. Denn jeder Demenzkranke kann wie jeder nicht an Demenz Erkrankte auch unabhängig von seiner Erkrankung beispielsweise an einem Herzinfarkt versterben.

Die zeitlichen Angaben zur Überlebensdauer nach der Diagnosestellung, die manchmal in der Literatur genannt werden (im Mittel etwa 9 bis 12 Jahre), sind nur statistische Mittelwerte mit einer sehr großen Schwankungsbreite – der Einzelfall kann also ganz anders aussehen.

Der Arzt hat bei meinem Mann eine Alzheimer-Demenz festgestellt. Was mache ich jetzt?

Sowohl für Betroffene als auch ihre Angehörigen ist es sehr schwer, eine solche Diagnose zu verarbeiten und es kommen viele Fragen und Unsicherheiten auf, beispielsweise was den Umgang mit dem Erkrankten angeht, oder auch, welche rechtlichen und finanziellen Dinge in die Wege geleitet werden sollten; angefangen von der Beantragung einer Pflegestufe über die Beantragung eines Schwerbehindertenausweises bis hin zur Erstellung von Vorausverfügungen. Wichtig ist daher, **Sich beraten lassen** dass Sie sich Hilfe holen und sich beraten lassen. Anlaufstellen sind entsprechende Beratungsstellen (siehe Serviceteil Seite 173 ff.), die Verbände und wissenschaftlichen Fachgesellschaften und natürlich Ihr Arzt. Auch über Möglichkeiten der Unterstützung, die es für Sie bei der Pflege des Erkrankten gibt (z. B. ambulante Pflegedienste, Tagespflegeeinrichtungen,

Pflegeheime) und zur Wohnungsanpassung bei Demenz sollten Sie sich informieren.

Und für Angehörige gilt: Versuchen Sie, den Erkrankten so anzunehmen, wie er ist. Die Erkrankung wird ihn verändern, sowohl sein Wesen als auch die Einsichts-, Urteils- und Lernfähigkeit. Seien Sie geduldig und erwarten Sie nicht zu viel. Informieren Sie sich möglichst ausführlich über die Erkrankung, dann fällt es Ihnen leichter, den Erkrankten zu verstehen. Es empfiehlt sich, auch Nachbarn und Freunde über die Erkrankung zu informieren, beispielsweise für den Fall, dass der Erkrankte sich in der Nachbarschaft mal verlaufen sollte, aber vielleicht ergeben sich dadurch auch weitere Hilfsangebote. Nicht nur informative, sondern auch emotionale Unterstützung können Angehörigengruppen geben.

Ganz wichtig: Vergessen Sie bei alledem nicht sich selbst! Denn: Nur, wenn es Ihnen gut geht, können Sie auch für andere eine gute Hilfe sein.

Wo kann ich Informationen über die Erkrankung bekommen, die mir wirklich helfen?
Gute Ansprechpartner sind Ärzte, z. B. der Hausarzt oder Fachärzte für Psychiatrie und Psychotherapie oder Neurologie. Auch die entsprechenden Fachgesellschaften stellen im Internet viele nützliche Informationen und Adressen bereit (siehe auch Serviceteil Seite 173 ff.). Ein wichtiger Verband ist die Deutsche Alzheimer Gesellschaft e. V. Diese hat eine umfangreiche Homepage mit vielen nützlichen Tipps, Adressen und weiteren Links. Dort finden Sie zudem zahlreiche Broschüren zum Herunterladen, zum Beispiel über Ernährung im hohen Alter, häusliche Pflege und technische Hilfsmittel, zur Pflegeversicherung sowie zu rechtlichen und finan-

ziellen Fragen und vieles mehr (weitere Adressen siehe Serviceteil Seite 173 ff.).

Mein Mann will mit Demenz Auto fahren. Das darf er doch nicht?

Jeder Mensch möchte so lange wie möglich seine Selbstständigkeit erhalten. Ein Aspekt davon ist auch das Autofahren. Selbstständigkeit sollte auch gefördert werden, allerdings nur dann, wenn dabei keiner, auch kein anderer, zu Schaden kommt. Zur Sicherheit aller sollten Demenzkranke daher kein Auto mehr fahren, denn bereits in einem frühen Stadium der Erkrankung können zum Beispiel **Das Auto stehen lassen** die Konzentration und das Reaktionsvermögen erheblich vermindert sein oder es können plötzlich auftretende Schwierigkeiten im Straßenverkehr nicht mehr richtig eingeschätzt werden.

Eine Demenz in einem ganz frühen Stadium muss aber nicht zwingend mit einer aufgehobenen Fahrtauglichkeit einhergehen. Möchte jemand mit leichtgradiger Demenz trotz allem nicht auf das Autofahren verzichten, dann muss er seine Fahrtauglichkeit nachweisen und diese überprüfen lassen, beispielsweise durch eine freiwillige Fahrtauglichkeitsprüfung beim Psychiater oder dem TÜV (die Kosten sind aber vom Betroffenen selbst zu tragen).

Personen mit einer mittelgradigen oder schweren Demenz dürfen in keinem Fall mehr Auto fahren. Möchten sie trotzdem noch Autofahren, hilft meistens gutes Zureden, die Argumente sprechen ja für sich.

Lässt sich der Erkrankte aber nicht davon überzeugen, dann sollte das Auto stillgelegt werden oder die Autoschlüssel sollten wenigstens sicher versteckt werden. Und wenn alles nichts hilft, sollte unbedingt die Straßenverkehrsbehörde informiert werden, die dann den Führerschein entziehen kann. Hier muss auch an die Menschen gedacht werden, die bei einem Unfall zu Schaden kommen könnten.

Mein Mann hat Demenz und Pflegestufe I. Ist das nicht zu wenig?

Welche Pflegestufe der Erkrankte erhält, hängt nicht von der Diagnose an sich ab, sondern von den sich aus der Erkrankung ergebenden Einschränkungen bei »Verrichtungen« des täglichen Lebens. Diese Verrichtungen umfassen Körperpflege, Ernährung, Mobilität und hauswirtschaftliche Dinge wie Einkaufen, Putzen und Kochen. Nicht dazu gehört eine allgemeine Beaufsichtigung Demenzkranker im häuslichen Umfeld. Wenn also zu Beginn der Erkrankung der Betroffene noch in der Lage ist, sich selbst zu waschen und auf die Toilette zu gehen, selbstständig zu essen und sich fortzubewegen und auch noch selbst seine **Ermittlung der Pflegestufe** Wohnung sauber halten kann und dafür keiner Unterstützung bedarf, dann wird er voraussichtlich keine Pflegestufe erhalten. Bei der Pflegestufe I benötigt der Betroffene täglich mindestens 90 Minuten Unterstützung bei der Pflege, davon mindestens 45 Minuten im Bereich Körperpflege, Ernährung und Mobilität. Bei der Pflegestufe II sind es schon mindestens drei Stunden täglich. Die Pflegestufe ist also abhängig von dem zeitlichen Aufwand der Pflege und damit letztlich vom Schweregrad der Demenz. Die Einstufung nimmt der Medizinische Dienst der Krankenkassen (MDK) vor. Dabei ist es in der Regel so, dass ein Mitarbeiter des MDK den Erkrankten und die ihn Pflegenden zu Hause besucht. Nützlich dafür ist es, wenn Sie im

Vorfeld ein Pflegetagebuch führen, in welchem Sie die täglich aufgebrachte Zeit für die Pflege des Erkrankten gut dokumentieren.

Meine demenzkranke Frau lebt mit mir zu Hause. Ich kann selbst nicht mehr. Was kann ich machen?

Den demenzkranken Partner zu Hause zu betreuen ist mit Sicherheit eine sehr schwierige und belastende Situation, die an den eigenen Nerven und Kräften zehrt. Irgendwann kann der Punkt kommen, an dem man selbst nicht mehr kann und dann auch nicht mehr die Kraft aufbringt, für den Erkrankten da zu sein. Spätestens dann sollte man sich Hilfe für die Pflege des Erkrankten holen, beispielsweise in Form ambulanter Pflegedienste oder einer Tagesbetreuung. Aber auch das ist manchmal nicht ausreichend, sodass dann die Option erwogen werden sollte, den Erkrankten in ein Pflegeheim aufnehmen zu lassen. Es ist keine leichte Entscheidung, den Ehepartner sozusagen »abzugeben«, hat man sich doch geschworen, »in guten wie in schlechten Zeiten« zusammenzustehen. Viele haben daher mit Schuldgefühlen zu kämpfen, dem Gefühl, den Erkrankten im Stich zu lassen, und mit Gefühlen des persönlichen Versagens. Oder vielleicht empfinden Sie inzwischen auch schon negative Gefühle gegenüber dem Erkrankten, was auch ganz deutliche Zeichen der Überforderung sind.

Wenn es so weit gekommen ist oder damit es nicht so weit kommt, sollten Sie lernen, die Verantwortung für den Erkrankten rechtzeitig abzugeben und die bestmögliche Form der Weiterbetreuung zu gewährleisten – nämlich durch geschultes Personal. Ihr erkrankter Ehepartner hat mehr von Ihnen, wenn es Ihnen gut geht!

Emotionale Entlastung kann man auch durch Austausch mit anderen betroffenen Angehörigen erfahren, etwa in Angehörigengruppen.

Mein Ehemann, der an einer Demenz leidet, reagiert zunehmend gereizt und aggressiv mir gegenüber. Was kann ich tun?

Im Zuge einer Demenzerkrankung kann leider auch aggressives Verhalten auftreten.

Dies kann mitunter Ausdruck einer Überforderung des Erkrankten sein. Daher ist es wichtig, dass Sie dem Erkrankten seine Fehler nicht vorhalten, ihn nicht wegen seiner **Fehler nicht vorhalten, Diskussionen vermeiden** Fehler kritisieren, ihn nicht zurechtweisen. Bleiben Sie im Umgang mit dem Erkrankten möglichst ruhig und freundlich. Versuchen Sie, beruhigend auf ihn einzuwirken oder ihn mit Dingen, die er gerne hat oder tut, abzulenken.

Ist der Erkrankte auch tätlich aggressiv, dann hat der Eigenschutz aber höchste Priorität und man sollte den Ort des Geschehens verlassen, bis sich der Erkrankte beruhigt hat, und gegebenenfalls Hilfe holen.

Sprechen Sie unbedingt mit dem Arzt über die Verhaltensweisen des Erkrankten, gegebenenfalls können diese Verhaltensweisen auch medikamentös günstig beeinflusst werden.

Meine Freundin hat mir empfohlen, eine Rumänin für die Pflege meines demenzkranken Mannes zu Hause einzustellen. Darf ich das?

Gesetzlich ist es erlaubt, ausländische Haushaltshilfen, die primär bei hauswirtschaftlichen Arbeiten und pflegerischen Alltagshandlungen (z. B. Waschen, Zahnpflege, Rasieren, Toilettengang, An- und Auskleiden) helfen, einzustellen (nicht zulässig ist die Einstellung zur Übernahme medizinischer Pflegetätigkeiten).

Seit Mai 2011 können Haushaltshilfen aus den neuen EU-Mitgliedsstaaten – mit Ausnahme von Rumänien und Bulgarien – arbeitserlaubnisfrei in Privathaushalten beschäftigt werden.

Rumänische und auch bulgarische Haushaltshilfen müssen derzeit noch eine Arbeitsgenehmigung vorweisen.

Die Bundesagentur für Arbeit vermittelt über die Zentrale Auslands- und Fachvermittlung (ZAV) entsprechende Haushaltshilfen und stellt auf ihrer Internetseite auch viele weitere Informationen zu diesem Thema zur Verfügung (http://www.arbeitsagentur.de/nn_29928/Dienststellen/besondere-Dst/ZAV/Arbeitsmarktzulassung/amz-haushaltshilfen.html).

Rechtlich nicht legal ist es, wenn die Haushaltshilfe nicht über die Zentrale Auslands- und Fachvermittlung oder ein anderes legales Dienstleistungsunternehmen vermittelt wird. Gerade aus finanziellen Gründen wird dies aber bei vielen Familien viel häufiger vorkommen.

Woran erkenne ich ein gutes Alten- und Pflegeheim?

Sie sollten sich immer selbst vor Ort einen Eindruck von dem Pflege-/Altenheim verschaffen. Gesichtspunkte, auf die Sie dabei beispielsweise achten sollten, sind:

- Atmosphäre und Ausstattung (Wirken die Abläufe hektisch und die Mitarbeiter gestresst oder strahlen sie Ruhe aus? Wirken die Räume freundlich, hell und einladend, stehen die Türen offen oder sind diese verschlossen? Ist es möglich, dass die Heimbewohner eigene, liebgewonnene Möbelstücke mitbringen können? Wie ist die Größe der Zimmer? Sind die Zimmer, Aufenthaltsräume und sanitären Anlagen sauber?)

- Anpassung an die Bedürfnisse Demenzkranker (Gibt es ausreichend Orientierungsschilder, Türbezeichnungen, die die Orientierung erleichtern, einen abgeschlossenen Garten, stolperfreie Wege, eine Notrufklingel am Bett, Haltegriffe im Badezimmer, hängen Kalender und Uhren an der Wand?)
- Angemessene Betreuung (Wie viele Pflegebedürftige kommen auf eine Pflegekraft? Hat das Personal eine Zusatzausbildung für die Betreuung Demenzkranker?)
- Verpflegung und Tagesgestaltung (Ist der Speiseplan abwechslungsreich und vielfältig? Sind zu jeder Zeit Getränke und Speisen erhältlich? Werden regelmäßige Aktivitäten wie Krankengymnastik, Singen, Ausflüge usw. angeboten?)
- Ärztliche Versorgung (Gibt es einen Heimarzt? Können die Heimbewohner eventuell auch von ihrem vertrauten Arzt weiterbetreut werden?)
- Wie weit ist das Heim von mir entfernt? Kann ich gut zu Besuch kommen? Welche Besuchszeiten gibt es?

Unter http://pflegeheim.weisse-liste.de/ kann eine Checkliste für die Pflegeheim-Auswahl heruntergeladen werden.

Das Altenheim habe ich mir ganz anders vorgestellt. Die Leute kümmern sich hier viel besser um mich als draußen. Kann ich dem Heimleiter mein Erbe vermachen, wenn er mich weiter betreut?
Sicher ist es nett gemeint, wenn man so seine Dankbarkeit ausdrücken möchte. Aber damit tun Sie dem Heimleiter keinen Gefal-

len. Denn das Heimgesetz verbietet den dort Beschäftigten, also auch dem Heimleiter, über sein Gehalt hinaus noch zusätzliche Zuwendungen – und dazu gehört auch ein Erbe – anzunehmen (sogenanntes Zuwendungsverbot). Dies gilt übrigens auch für nahe Angehörige der dort Beschäftigten (sogenanntes Umgehungsverbot),

Rechtliche Beschränkungen beim Vererben

es nützt also auch nichts, das Erbe beispielsweise der Ehefrau des Heimleiters vermachen zu wollen. Diese gesetzlichen Regelungen sollen den sogenannten »Heimfrieden« sichern und Missbrauch vorbeugen.

Eine Ausnahme: Der Heimleiter, der mit dem Erbe bedacht werden soll, kann bei der zuständigen Heimaufsicht einen Antrag auf Genehmigung der Zuwendung stellen. Die Heimaufsicht hat die Möglichkeit, eine Ausnahmegenehmigung zu erteilen.

Etwas anderes ist es auch, wenn der im Testament bedachte Heimleiter im Vorfeld nichts von dem Erbe wusste und er auch nachweisen kann, dass er vor Testamentseröffnung keine Kenntnis davon hatte, dass er als Erbe eingesetzt wurde – dies zu beweisen kann im Streitfall aber ziemlich schwierig werden. Ein Heimleiter darf ein Erbe im Regelfall also nicht annehmen.

Service

In diesem Serviceteil werden zunächst in einem Glossar in alphabetischer Reihenfolge Fachbegriffe, von denen einige schon in den Infokästen und im Text erklärt worden sind, erläutert. Pfeile (→) weisen auf andere Fachbegriffe innerhalb des Glossars hin.
Ebenso finden Sie eine ganze Reihe von wichtigen Adressen und die Links auf Internetseiten, über die Demenzkranke wie Angehörige und Pflegende zusätzlich Rat und Hilfe erhalten können. Besonders auch für Fachleute führen wir Quellen und weiterführende Literatur zu Spezialthemen an.

Glossar

Acetylcholinesterase-Hemmer
Acetylcholinesterase-Hemmer sind Medikamente, die bei der Alzheimer-Demenz Gedächtnis, Konzentration und Aufmerksamkeit sowie die Alltagsfunktionen günstig beeinflussen sollen. Zurzeit sind drei Acetylcholinesterase-Hemmer erhältlich: Donepezil, Galantamin und Rivastigmin. Sie wirken darüber, dass sie den Abbau

des Botenstoffs Acetylcholin im Gehirn hemmen. Dadurch erhöhen Acetylcholinesterase-Hemmer die Verfügbarkeit des Acetylcholins, welches bei Alzheimer-Demenz nachgewiesenermaßen vermindert ist. Acetylcholinesterase-Hemmer sind zugelassen für den Anwendungsbereich der leichten bis mittelschweren Alzheimer-Demenz. Aber auch Patienten mit einer schweren Alzheimer-Demenz oder einer vaskulären Demenz können davon profitieren. Als mögliche Nebenwirkungen der Acetylcholinesterase-Hemmer können vor allem Übelkeit, Erbrechen und/oder Unruhe auftreten.

Mittel der Wahl bei leichter und mittelschwerer Alzheimer-Demenz

Affektive Störungen

Affektive Störungen umschreiben eine Gruppe von Störungen, die durch erhebliche Beeinträchtigungen der Stimmung, des Antriebs und des Interesses gekennzeichnet sind. Eine Form der affektiven Störungen sind → Depressionen.

Alzheimer-Demenz

Die Alzheimer-Demenz ist die häufigste Demenzform (→ Demenzen). Sie nimmt in der Regel einen langsam fortschreitenden Verlauf und geht mit einem zunehmenden Nervenzellverlust einher. Derzeit ist die Erkrankung noch nicht heilbar, die Symptome lassen sich aber durch Antidementiva für eine gewisse Zeit günstig beeinflussen.

Anamnese

Die Bezeichnung »Anamnese« ist aus dem Griechischen abgeleitet und bedeutet »Erinnerung«. Man versteht darunter das Erfragen der Lebensgeschichte und Lebensumstände einer Person einschließlich ihres sozialen Umfeldes, ihrer aktuellen Beschwerden und des Verlaufs der Beschwerden, der bisherigen Therapien, das Erfragen von Vorerkrankungen und regelmäßig eingenommenen Medikamenten und sonstigen Substanzen.

Angehörigengruppen

Angehörigengruppen Demenzkranker sind Selbsthilfegruppen für Angehörige oder für Bezugspersonen der Erkrankten. Sie dienen dem Erfahrungs- und Informationsaustausch sowie der gegenseitigen emotionalen Unterstützung. Angehörige übernehmen oft pflegerische und Betreuungsaufgaben, stellen ihren bisherigen Alltag nach den Bedürfnissen des Erkrankten um und müssen Wege finden, mit diesen neuen Herausforderungen adäquat umzugehen. Hilfreich kann dann der Erfahrungsaustausch mit anderen betroffenen Angehörigen sein.

Antidementiva

Antidementiva umfassen Medikamente, die bei bestimmten Formen demenzieller Erkrankungen eingesetzt werden, um die kognitiven Leistungseinbußen bzw. die Alltagsfunktionen positiv zu beeinflussen. Heilen können diese Medikamente aber nicht. Auch sind Antidementiva nicht bei allen Demenzformen hilfreich und für alle Demenzformen zugelassen. Die beiden großen Gruppen der Antidementiva umfassen sogenannte → Acetylcholinesterase-Hemmer und → Memantin.

Antidepressiva

Antidepressiva sind Medikamente, die bei depressiven Syndromen die Stimmung aufhellen und den Antrieb normalisieren. Gleichzeitig verringern sie damit auch die mit einer Depression häufig einhergehenden körperlichen (z. B. Kopf- und Rückenschmerzen, Schlafstörungen, Magen-Darmbeschwerden) und kognitiven Krankheitssymptome.

Antipsychotika (Neuroleptika)

Antipsychotika beschreiben eine Gruppe von Medikamenten, die in erster Linie zur Behandlung von psychotischem Erleben (z. B. → Wahn, → Halluzinationen) ärztlich verordnet werden (die sich darüber hinaus aber auch noch bei anderen Anwendungsgebieten als günstig erwiesen haben). Antipsychotika sind häufig nicht geeignet für die Behandlung von demenzkranken Patienten bzw. ihre Verordnung sollte sorgfältig abgewogen werden, da erhebliche Nebenwirkungen auftreten können.

Aphasie

Aphasie beschreibt eine erworbene Störung der Sprache durch eine Schädigung im Gehirn.

Aufmerksamkeit

Aufmerksamkeit meint die Fähigkeit, das Bewusstsein einem bestimmten Sachverhalt/Gegenstand, einer bestimmten Aufgabe oder Tätigkeit oder auch einem bestimmten inneren Erleben zuzuwenden. Aufmerksamkeit ist eine Grundlage für viele andere, höhere geistige Prozesse.

Benzodiazepine

Benzodiazepine sind Medikamente, die zur Behandlung von Angst- und Unruhezuständen sowie als Ein- und Durchschlafmittel aufgrund ihrer sedierenden (beruhigenden) Wirkung verabreicht werden. In der Regel wird empfohlen, eine Einnahmedauer von vier bis sechs Wochen nicht zu überschreiten, um die Gefahr zu minimieren, dass sich eine Abhängigkeit entwickelt. Bei den meisten Demenzen sind Benzodiazepine allerdings grundsätzlich nicht angezeigt!

Betreuung

Eine gesetzliche Betreuung ist dann erforderlich, wenn jemand seine Angelegenheiten aufgrund einer Krankheit oder Behinderung nicht mehr **Einsetzen eines rechtlichen Vertreters** selbst regeln kann und andere Hilfen nicht mehr ausreichend sind. Sie ist nur für die Bereiche notwendig, die der Betroffene tatsächlich nicht mehr selbst regeln kann.

Solche typischen Aufgabenbereiche sind beispielsweise die Vertretung gegenüber Behörden, die Regelung der Finanzen, Entscheidungen über medizinische Maßnahmen oder die Bestimmung des Aufenthaltes. Das für den Wohnsitz zuständige Betreuungsgericht am Amtsgericht ist für die Entgegennahme von Anträgen und die Entscheidung zuständig.

Eine gesetzliche Betreuung ist nicht erforderlich, wenn der Betroffene eine bestimmte Person rechtzeitig durch eine → Vorsorgevollmacht ermächtigt hat, für ihn Entscheidungen zu treffen und Angelegenheiten zu regeln, wenn er selbst dazu nicht mehr in der Lage ist.

Betreuungsverfügung

Eine Betreuungsverfügung ist eine schriftliche Verfügung, in der eine Vertrauensperson (oder mehrere) benannt wird, die im Falle einer notwendig werdenden gesetzlichen Betreuung als Betreuer vom Betreuungsgericht (Amtsgericht) eingesetzt werden soll.

Bildgebung (Neuroimaging)
Sammelbegriff für verschiedene radiologische und nuklearmedizinische Verfahren – im Falle der Demenzdiagnostik zur Untersuchung des Gehirns.
Hierzu gehören als radiologische Verfahren die → Computertomografie, die → Kernspintomografie sowie als nuklearmedizinische Verfahren die → Positronen-Emmissions-Tomografie (PET) oder die → Einzelphotonen-Emissions-Computertomografie (SPECT).

Computertomografie
Die Computertomografie ist ein radiologisches bildgebendes Verfahren, das mit Röntgenstrahlung arbeitet. Eine Computertomografie des Kopfes wird beispielsweise durchgeführt im Rahmen der Demenzdiagnostik, bei Verdacht auf **Blick ins Gehirn** Blutungen, Hirntumore, einen Schlaganfall oder etwa einen Schädelbruch. Im Vergleich zu der → Kernspintomografie ist eine Computertomografie schneller durchführbar und kostengünstiger. Allerdings hat die Computertomografie den Nachteil der Strahlenbelastung und der schlechteren räumlichen Auflösung verglichen mit der Kernspintomografie.

Demenz
Demenz bezeichnet eine Gruppe von Erkrankungen, bei denen eine fortschreitende Abnahme der geistigen Leistungsfähigkeit vorliegt,

die so schwerwiegend ist, dass die Alltagskompetenzen zunehmend eingeschränkt sind. Häufigste Unterform ist die Demenz vom Alzheimer-Typ.

Depression

Hauptkennzeichen einer Depression sind gedrückte Stimmung, Interessenverlust, Freudlosigkeit und eine Verminderung des Antriebs. Die Verminderung der Energie führt zu erhöhter Ermüdbarkeit und Aktivitätseinschränkung. Deutliche Müdigkeit tritt oft nach nur kleinen Anstrengungen auf.

Diagnostik

Die Diagnostik umfasst verschiedenste Untersuchungen, um zu einer Diagnose zu gelangen. Hierzu gehören im Rahmen der Demenzdiagnostik neben einer ausführlichen Befragung zu den aktuellen Beschwerden und Auffälligkeiten, den Vorerkrankungen, den Lebensumständen und zur Biografie auch eine testpsychologische Untersuchung (→ Testpsychologie), eine körperliche Untersuchung, eine Blutabnahme, eine → Bildgebung des Gehirns und eventuell weitere zusätzliche Untersuchungen wie → EEG (Elektroenzephalografie), → Doppler und eine Entnahme und Untersuchung des → Hirnwassers.

Doppler

Es handelt sich um eine spezielle Ultraschall-Untersuchung der Blutgefäße (z. B. der Halsschlagader), um Gefäßverengungen zu erkennen.

Einzelphotonen-Emissions-Computertomografie (SPECT)

Die Einzelphotonen-Emissions-Computertomografie ist ein bildgebendes nuklearmedizinisches Verfahren. Mit dessen Hilfe können durch Darstellung der Hirndurchblutung wichtige diagnostische Aussagen beispielsweise zum Vorliegen von Demenzen, Epilepsien und Hirntumoren getroffen werden.

Elektroenzephalografie (EEG)

Die Elektroenzephalografie stellt ein komplikationsloses, nicht schmerzhaftes Verfahren zur Messung der Hirnströme dar. Es dient damit der Abbildung der Hirnfunktion. Hierbei werden Spannungsunterschiede zwischen verschiedenen Elektroden an der Kopfoberfläche gemessen und grafisch dargestellt. Für die Diagnostik einer Demenz hat es aber geringen Wert.

Ergotherapie

Die Ergotherapie ist eine Form der Beschäftigungstherapie. Hier werden beispielsweise durch handwerkliche und gestalterische Tätigkeiten die kognitiven und motorischen Funktionen und die Kreativität geübt und gefördert. Gerade bei Demenzkranken dient die Ergotherapie dazu, durch Übung und Anleitung alltagsrelevante Fähigkeiten so lange wie möglich zu erhalten.

Frontotemporale Demenz (FTD)

Die frontotemporale Demenz ist eine Demenzform (→ Demenz), bei welcher der Nervenzellverlust zunächst primär im Stirn- und Schläfenhirn lokalisiert ist. Bei dieser Demenzform stehen zu Beginn der Erkrankung weniger die kognitiven Einbußen als vielmehr eine Wesensveränderung mit inadäquatem Sozialverhalten und mangelnder Krankheitseinsicht im Vordergrund. Auch Störungen der Sprache sind ein typisches zusätzliches Symptom.

Gedächtnis

Das Gedächtnis ist unser Erinnerungsspeicher. Im Gedächtnis speichern wir unsere Erfahrungen und alles Gelernte ab, um bei Bedarf wieder darauf zurückgreifen zu können. Dieses Zurückgreifen geschieht manchmal aktiv und bewusst, manchmal aber auch unbewusst. Zu Beginn einer demenziellen Erkrankung ist in der Regel zuerst das Kurzzeitgedächtnis gestört, das heißt, das Lernen neuer Informationen und der Rückgriff auf kurz zuvor Erlebtes sind beeinträchtigt. Das Langzeitgedächtnis, das heißt, die Erinnerung an länger zurückliegende Ereignisse und gelernte Sachverhalte, bleibt noch relativ lange erhalten. Doch in einem sehr fortgeschrittenen Stadium der Demenz ist auch das Langzeitgedächtnis deutlich gestört, sodass Betroffene auch Familienangehörige nicht mehr erkennen können.

Kurzzeitgedächtnis zuerst beeinträchtigt

Gerontopsychiatrie (Alterspsychiatrie)

Teilgebiet des Faches Psychiatrie und Psychotherapie mit dem Fokus auf psychischen Störungen und Erkrankungen des höheren Lebensalters. Wichtig ist eine enge Kooperation mit der internistischen und orthopädischen Geriatrie. Die Gerontopsychotherapie bietet unterschiedliche, altersspezifische psychotherapeutische Hilfen an, damit ältere Menschen auch in dieser Lebensphase mit psychischen Konflikten sowie emotionalen Bedürfnissen und Wünschen gut umgehen können.

Hirnwasser (Liquor)

Das Hirnwasser umspült das Gehirn und Rückenmark. Es hat die Aufgabe, diese vor Verletzungen zu schützen, mit Nährstoffen zu versorgen und Stoffe zu transportieren. Normalerweise ist das Hirnwasser wasserklar und farblos und enthält kaum Zellen. Doch bestimmte Erkrankungen hinterlassen Spuren im Hirnwasser.

Untersuchung des Liquors im Rahmen der Demenzdiagnostik Daher können durch eine Untersuchung des Hirnwassers Rückschlüsse gezogen werden auf eventuell vorliegende entzündliche oder tumoröse Prozesse im Gehirn, auf Blutungen oder auf eine eventuell vorliegende Alzheimer-Krankheit.

Hirnwasser wird durch Punktion des Rückenmarkskanals im Lendenwirbelsäulenbereich entnommen (sogenannte Lumbalpunktion). Gut durchgeführt ist die Punktion kaum schmerzhafter als eine normale Blutentnahme. Entgegen einem häufigen Vorurteil wird nicht das Rückenmark selbst punktiert, denn die Einstichstelle liegt so weit unten, dass bis dahin das Rückenmark gar nicht reicht. Nur einzelne Nervenfaserwurzeln befinden sich noch in diesem Bereich, die bei Berührung ein ganz kurzes elektrisches Gefühl in den Beinen hervorrufen können (sehr selten).

Halluzinationen

Halluzination bezeichnet die Wahrnehmung von etwas nicht Vorhandenem, z. B. Hören von Stimmen, ohne dass jemand spricht, Sehen von Dingen, ohne dass ein Objekt sichtbar wäre.

Internationale Klassifikation der Krankheiten (ICD)

Die Internationale Klassifikation der Krankheiten, die derzeit in der 10. Version vorliegt (ICD-10), ist ein von der Weltgesundheitsorganisation (WHO) herausgegebenes Klassifikationssystem der Erkrankungen. In dieser werden die Erkrankungen anhand von Symptom-, Zeit-, Verlaufs-, Ausschluss- und Diagnoserichtlinien beschrieben. In der Wissenschaft wird derzeit die 10. Version der ICD einer Revision unterzogen, sodass bald die 11. Version als ICD-11 vorliegen wird.

Kernspintomografie

Die Kernspintomografie ist ein radiologisches bildgebendes Verfahren, das mit Magnetfeldern statt mit Röntgenstrahlen arbeitet. Im Vergleich zur → Computertomografie zeichnet sie sich neben der fehlenden Strahlenbelastung auch durch eine bessere räumliche Auflösung aus. Dafür ist sie allerdings kostenintensiver und es besteht eine relativ hohe Lärmbelastung bei der Untersuchung. Nicht durchgeführt werden darf die Kernspintomografie bei Patienten mit Herzschrittmacher oder Metallen im oder am Körper, die sich während der Untersuchung erhitzen könnten. Da der Patient während der Untersuchung in einer längeren »Röhre« liegt, können Schwierigkeiten bei Menschen mit Platzangst auftreten.

Kognitionen

Sammelbezeichnung für alle Prozesse im Gehirn, die mit Denken, Wahrnehmen und Erkennen zusammenhängen. Entsprechend versteht man unter kognitiven Funktionen Denkfunktionen im weitesten Sinne, zum Beispiel unser Vorstellungs-, Lern- und Erinnerungsvermögen, unser Gedächtnis, die Fähigkeit zur Aufmerksamkeit und Konzentration, um nur die wichtigsten Funktionen zu nennen. Wenn daher bei älteren Menschen von Störungen kognitiver Funktionen gesprochen wird, sind häufig Störungen bzw. Beeinträchtigungen des Gedächtnisses, der Aufmerksamkeit und der Konzentration gemeint.

Konzentrationsstörung

Konzentrationsstörung meint die verminderte Fähigkeit, die Aufmerksamkeit ausdauernd einem Sachverhalt, einem bestimmten Gegenstand oder einer Tätigkeit zuzuwenden. Dies kann bei dementen Personen so stark ausgeprägt sein, dass die Betroffenen oft nicht in der Lage sind, einfachste Dinge zu erledigen.

Leichte kognitive Störung (MCI = Mild Cognitive Impairment)

Die Diagnose der leichten kognitiven Störung beschreibt eine Abnahme des Gedächtnisses und/oder Denkvermögens, die auch in entsprechenden Tests objektivierbar ist und über den normalen Alterungsprozess hinausgeht. Allerdings sind die Störungen nicht so stark ausgeprägt, dass sie die Alltagsfunktionen beeinträchtigen und die Diagnose einer Demenz rechtfertigen würden.

Jedoch ist die leichte kognitive Störung mit einem erhöhten Risiko für das spätere Auftreten einer Demenz verbunden. Die jährliche Übergangsrate einer leichten kognitiven Störung in eine Demenz beträgt etwa 10%, weshalb regelmäßige Verlaufskontrollen (etwa jährlich) empfohlen werden.

Lewy-Körperchen-Demenz

Die Lewy-Körperchen-Demenz ist eine Demenzform, die sich auszeichnet durch Schwankungen der kognitiven Störungen (vor allem der Aufmerksamkeit und Wachheit), durch Parkinson-ähnliche motorische Auffälligkeiten (→ Parkinson-Erkrankung) sowie optische → Halluzinationen und manchmal unerklärte Stürze.

Liquor → Hirnwasser

Logopädie
Medizinisch-therapeutische Fachdisziplin zur Diagnostik und Behandlung von Sprech-, Sprach-, Stimm- und Schluckstörungen.

Magnetresonanztomografie → Kernspintomografie

Medikamentöse Therapie
Ein wichtiger Baustein in der Therapie psychischer Erkrankungen wie einer Demenz sind Medikamente, sogenannte Psychopharmaka. Psychopharmaka sind Substanzen, die direkt oder indirekt bestimmte Stoffwechselvorgänge in einzelnen Regionen des Gehirns beeinflussen und so die psychische Verfassung verändern.

Veränderung von Stoffwechselprozessen im Gehirn

Memantin
Memantin ist ein Medikament gegen Demenz, ein → Antidementivum. Es ist zugelassen zur Behandlung der mittelschweren bis schweren Alzheimer-Demenz. Memantin wirkt dadurch, dass es den Wirkort des Botenstoffs Glutamat an den Nervenzellen blockiert.

Milieutherapie
Die Milieutherapie umfasst alle Maßnahmen zur Anpassung des Wohnumfeldes an die Bedürfnisse des dementen Patienten.

Mini-Mental-Status-Test (MMST)

Kognitiver Kurztest im Rahmen der testpsychologischen Demenzdiagnostik (→ Testpsychologie)

Multiinfarkt-Demenz

Die Multiinfarkt-Demenz ist eine Form der → vaskulären Demenzen. Sie entsteht langsam durch viele kleine Hirninfarkte.

Neuroleptika → Antipsychotika

Neurotransmitter (Botenstoffe)

Neurotransmitter sind chemische Substanzen, die von den Nervenzellen ausgeschüttet werden und als Botenstoffe in der Kommunikation innerhalb des Nervensystems eine wichtige Rolle
spielen. Hierzu gehören z. B. das Acetylcholin und das Glutamat.

Normaldruck-Hydrocephalus

Beim Normaldruck-Hydrocephalus (auch »Altershirndruck« genannt) besteht ein Ungleichgewicht zwischen der Produktion und
dem Abfluss des → Hirnwassers. Die Hirnkam-
mern sind erweitert (in der Bildgebung gut dar-
stellbar), der Hirndruck kann schwanken und
zeitweise erhöht sein. Klassische Symptome
eines Normaldruck-Hydrocephalus sind ein demenzielles Syndrom, eine Gangstörung und eine Harninkontinenz.

**Gut behandelbare
Ursache eines
demenziellen Syndroms**

Parkinson-Erkrankung

Morbus Parkinson ist eine langsam fortschreitende neurologische
Erkrankung mit den Leitsymptomen Muskelstarre, verlangsamte

Bewegungen bis hin zur Bewegungslosigkeit, Muskelzittern und Haltungsinstabilität.
Bei etwa 30% der Parkinson-Patienten tritt in einem Spätstadium eine → Demenz hinzu.

Patientenverfügung

Eine Patientenverfügung ist eine schriftliche Vorausverfügung einer Person über medizinische Maßnahmen (z. B. lebensverlängernde Maßnahmen) für den Fall, dass sie ihren Willen nicht mehr selbst bilden oder wirksam kundtun kann.

Pflegebedürftigkeit

Pflegebedürftigkeit besteht dem Gesetz nach bei Personen, die aufgrund einer körperlichen, geistigen oder seelischen Krankheit oder Behinderung für die alltäglichen Aktivitäten und Verrichtungen auf Dauer (voraussichtlich mindestens sechs Monate) in erheblichem oder höherem Maße Hilfe benötigen.

Pick-Krankheit → Frontotemporale Demenz

Positronen-Emmissions-Tomografie (PET)

Die Positronen-Emissions-Tomografie ist ein bildgebendes nuklearmedizinisches Verfahren. Mit dessen Hilfe können durch Darstellung des Stoffwechsels in den Gehirnzellen wichtige diagnostische Aussagen zur Demenz, zu Durchblutungsstörungen, Epilepsie und Tumorerkrankungen im Gehirn gemacht werden.

Psychopathologie

Psychopathologie bedeutet die Lehre von den psychischen Erkrankungen. Gemeint ist die Beschreibung von abnormen Erlebnis-, Gefühls- und Verhaltensweisen eines Patienten.

Psychotherapie
Psychotherapie meint im weiteren Sinne alle Therapieverfahren, deren therapeutische Wirkung auf Gesprächen, Handlungen und der Beziehungsgestaltung zwischen Therapeut und Patient beruht.

Psychotische Symptome
Bei der Demenz kommt es gelegentlich, wie bei anderen Erkrankungen auch, zu psychotischen Symptomen in Form von → Wahn oder → Halluzinationen.

Schlafstörungen
Ein- und Durchschlafstörungen treten bei Demenzkranken besonders häufig auf. Der Tag-Nacht-Rhythmus ist bei vielen Erkrankten erheblich gestört.

Selbsthilfegruppen
Selbst organisierter Zusammenschluss von Menschen mit vergleichbaren Problemen, die gemeinsam etwas dagegen tun möchten. Sie dienen dem Erfahrungs- und Informationsaustausch sowie der gegenseitigen emotionalen Unterstützung und Motivation.

Snoezelen
Snoezelen lässt sich den sensorischen Therapieverfahren zuordnen. Beim Snoezelen werden in einer entspannenden Atmosphäre verschiedene angenehme Sinneseindrücke angeboten.

Suizidalität (Selbstmordgefährdung)

Alle Denk- und Verhaltensweisen, die den eigenen Tod anstreben oder als möglichen Ausgang einer Handlung in Kauf nehmen. Hoffnungslosigkeit, Pessimismus, Selbstabwertung, gelegentlich psychotische Symptome sind depressive Symptome, die suizidales Verhalten begünstigen können. Suizidale Äußerungen sollten auch bei Demenzkranken nie verharmlost werden, professionelle Hilfe ist ganz dringend geboten. Oft kann der Facharzt für Psychiatrie und Psychotherapie oder Nervenarzt ermitteln, wo genau der Patient sich in dem Bereich von Lebensunlust/Todeswunsch/Todeswunsch mit konkreten Absichten aktuell befindet und was nun zu tun und zu veranlassen ist. Suizidalität ist ein Notfall!

Jede Suizidäußerung ernst nehmen

Testpsychologie

Eine testpsychologische Untersuchung stellt eine ergänzende Untersuchung im Rahmen der psychiatrischen → Diagnostik dar. Die angewendeten Tests sind in der Regel standardisiert und normiert und erlauben damit eine objektive Erfassung der Schwere einer Störung bzw. Beeinträchtigung, die Erfassung von Leistungseinbußen oder beispielsweise auch von subjektiv wahrgenommenen Einschränkungen der Alltagskompetenzen.

Vaskuläre Demenz

Vaskuläre Demenzen sind nach der Alzheimer-Demenz die zweithäufigste Demenzform (→ Demenzen). Häufig liegt auch eine Mischform zwischen Alzheimer-Demenz und vaskulärer Demenz vor. Vaskuläre Demenzen basieren auf Schädigungen der Gefäße im Gehirn. Eine Form der vaskulären Demenz ist die → Multi-infarkt-Demenz.

Verhinderungspflege

Die Verhinderungspflege ist eine Leistung der Pflegekasse. Bei Bedarf (z. B. aufgrund von Krankheit oder Urlaub) kann eine Pflegeperson eine Ersatzpflege (»Verhinderungspflege«) für die Pflege eines zu Hause gepflegten Pflegebedürftigen in Anspruch nehmen.

Vorsorgevollmacht

In einer Vorsorgevollmacht ermächtigt der Vollmachtgeber eine oder mehrere Vertrauenspersonen, für ihn Entscheidungen zu treffen, wenn er selbst dazu nicht mehr in der Lage ist. Eine Vollmacht ist nur dann gültig, wenn der Vollmachtgeber beim Erteilen der Vollmacht voll geschäftsfähig war, das heißt im Vollbesitz seiner geistigen Kräfte, was er z. B. durch einen Notar oder besser einen Facharzt für Psychiatrie und Psychotherapie bestätigen lassen kann.

Wahn

Krankhaft entstandene Fehlbeurteilung der Realität; an einer objektiv falschen Überzeugung wird mit subjektiver Gewissheit unkorrigierbar festgehalten, obwohl diese im Widerspruch zur Erfahrung und Überzeugung gesunder Mitmenschen steht.

Hilfreiche Adressen und Internetseiten

Der Autor

Prof. Dr. med. Dr. rer. soc. F. Schneider
Direktor der Klinik für Psychiatrie, Psychotherapie
und Psychosomatik
Universitätsklinikum Aachen
Pauwelsstraße 30
52074 Aachen
E-Mail: psychiatrie@ukaachen.de
www.psychiatrie.ukaachen.de

Fachorganisationen

DGPPN (Deutsche Gesellschaft für Psychiatrie,
Psychotherapie und Nervenheilkunde e. V.)
Reinhardtstraße 14
10117 Berlin
Tel.: 030/24047720
Fax: 030/2404772-29
E-Mail: sekretariat@dgppn.de
www.dgppn.de

DGN (Deutsche Gesellschaft für Neurologie e. V.)
Reinhardtstraße 14
10117 Berlin
Tel.: 030/531437930
Fax: 030/531437939
E-Mail: info@dgn.org
www.dgn.org

Internetseiten für Laien
(herausgegeben von den Berufsverbänden und Fachgesellschaften
für Neurologie, Psychiatrie und Psychotherapie)
Internet: www.neurologen-und-psychiater-im-netz.de

DGGPP (Deutsche Gesellschaft für Gerontopsychiatrie
und Gerontopsychotherapie e. V.)
Postfach 1366
51675 Wiehl
Tel.: 02262/797683
Fax: 02262/9999916
E-Mail: gs@dggpp.de
www.dggpp.de

Organisationen für Angehörige und Betroffene in Deutschland

Der wichtigste Verband ist die Deutsche Alzheimer Gesellschaft e. V. Diese hat eine sehr umfangreiche und ansprechende Homepage mit vielen nützlichen Informationen, Adressen und weiteren Links. Dort finden Sie auch zahlreiche Flyer zum Herunterladen, zum Beispiel über Ernährung im hohen Alter, häusliche Pflege und technische Hilfsmittel und zur Pflegeversicherung; zudem werden Informationen bereitgestellt zu rechtlichen und finanziellen Fragen und vieles andere mehr zur Beratung und Information für Betroffene, Angehörige, ehrenamtlich und beruflich Engagierte.

Deutsche Alzheimer Gesellschaft e. V.
Selbsthilfe Demenz
Friedrichstraße 236
10969 Berlin
Tel.: 030/2593795-0
Alzheimer Tel.: 01803/171017 (9 Cent/min aus dem deutschen Festnetz)
oder 030/2593795-14
Fax: 030/2593795-29
E-Mail: info@deutsche-alzheimer.de
www.deutsche-alzheimer.de

Hirn-Liga e. V.
Geschäftsstelle
Postfach 1366
51657 Wiehl
Tel.: 02262/9999917
E-Mail: buero@hirnliga.de
www.hirnliga.de

NAKOS, nationale Kontakt- und Informationsstelle
zur Anregung und Unterstützung von Selbsthilfegruppen
Wilmersdorfer Straße 39
10627 Berlin
Tel.: 030/31018960
Fax: 030/31018970
E-Mail: selbsthilfe@nakos.de
www.nakos.de

Kompetenznetz Degenerative Demenzen (KNDD)
Sigmund-Freud-Straße 25
53105 Bonn
Tel.: 05551/9086917
www.knd-demenzen.de

Deutsches Zentrum für Neurodegenerative Erkrankungen
in der Helmholtz Gemeinschaft (DZNE)
Holbeinstraße 13-15
53175 Bonn
Tel.: 0228/43302-0
Fax: 0228/43302-279
E-Mail: information@dzne.de
www.dzne.de

Aktionsbündnis Seelische Gesundheit
Geschäftsstelle c/o DGPPN
Reinhardtstraße 14
10117 Berlin
Tel.: 030/240477214
Fax: 030/240477229
E-Mail: koordination@seelischegesundheit.net
www.seelischegesundheit.net

Bundesverband der Angehörigen psychisch Kranker
e. V. (BApK)
Oppelner Straße 130
53119 Bonn
Selbsthilfeberatung:
Tel.: 0180/5950951 oder 0228/71002424
E-Mail: seelefon@psychiatrie.de
www.bapk.de

Bundesverband Psychiatrie-Erfahrener e. V. (BPE)
Geschäftsstelle
Wittener Straße 87
44789 Bochum
Tel.: 0234/68705552
E-Mail: kontakt-info@bpe-online.de
www.bpe-online.de

Österreich

alzheimer angehörige austria
Obere Augartenstraße 26–28
A-1020 Wien
Tel.: 01/3325166
Fax: 01/3325166
E-Mail: alzheimeraustria@aon.at
www.alzheimer-selbsthilfe.at

Österreichische Alzheimer Liga
Sozialmedizinisches Zentrum
Baumgartner Höhe 1
A-1145 Wien
Tel.: 01/9106011301
Fax: 01/9106011309
www.alzheimer-liga.at

Hilfe für Angehörige und Freunde Psychisch Erkrankter (HPE)
Bernardgasse 36/14
A-1070 Wien
Tel.: 01/5264202
E-Mail: office@hpe.at
www.hpe.at

Pro mente Austria
Österreichischer Dachverband der Vereine und
Gesellschaften für psychische und soziale Gesundheit
Johann-Konrad-Vogelstraße 13
A-4020 Linz
Tel.: 0732/785397
E-Mail: office@promenteaustria.at
www.promenteaustria.at

Schweiz

Schweizerische Alzheimer Vereinigung
Geschäftsstelle
Rue des Pêcheurs 8 E
CH-1400 Yverdon-les-Bains
Tel.: 024/4262000
Fax: 024/4262167
Alzheimer Tel.: 024/4260606
E-Mail: info@alz.ch
www.alz.ch

Schweizerische Stiftung Pro Mente Sana
Hardturmstraße 261
Postfach 1915
CH-8031 Zürich
Tel.: 044/5638600; Beratung: 0848/800858
E-Mail: kontakt@promentesana.ch
www.promentesana.ch

Dachverband der Vereinigungen der Angehörigen
von Schizophrenie-/Psychisch-Kranken
Engelgasse 84
CH-4052 Basel
Tel.: 061/2711640
E-Mail: info@vask.ch
www.vask.ch

Hilfen im Notfall

In den Gelben Seiten oder bei den Ärztekammern finden sich Telefon-
nummern und Adressen von Fachärzten für Psychiatrie und Psychotherapie, Nervenärzten, Neurologen und von psychiatrisch-psycho-
therapeutischen sowie von neurologischen Fachkliniken und darüber
hinaus von regionalen ärztlichen Notdiensten und den sozialpsychiatrischen Diensten. Auf eine umfangreiche Telefon- und Adressenliste
von Krisendiensten kann man außerdem zugreifen unter:
www.deutsche-alzheimer.de/index.php?id=8

Bundesweit einheitliche Rufnummer für den ärztlichen Bereitschafts-
dienst (kostenlos):
Tel.: 116 117 (täglich rund um die Uhr erreichbar)

Die Telefonseelsorge ist in Deutschland erreichbar unter:
Tel.: 0800 111 0 111 oder 0800 111 0 222
www.telefonseelsorge.org

Österreich: Tel.: 142
www.telefonseelsorge.at

Schweiz: Tel.:143
www.tel-143.ch

Quellenverzeichnis und weiterführende Literatur zu Spezialthemen

Deutsche Gesellschaft für Psychiatrie, Psychotherapie und Nervenheilkunde (DGPPN) und Deutsche Gesellschaft für Neurologie (DGN) (Hrsg.): Diagnose und Behandlungsleitlinie Demenz. Berlin, 2010 (auch im Internet abrufbar unter: http://www.dgppn.de/publikationen/leitlinien/leitlinien0.html)

Dörner, Klaus: Leben und Sterben, wo ich hingehöre: Dritter Sozialraum und neues Hilfesystem, Neumünster 2010

Förstl, Hans (Hrsg.): Demenzen in Theorie und Praxis, Berlin 2011

Geiger, Arno: Der alte König in seinem Exil, München 2011

Kastner, Ulrich/Löbach, Rita: Handbuch Demenz, München 2010

McKhann, Guy M./Knopman, David S./Chertkow, Howard et al: The diagnosis of dementia due to Alzheimer's disease: recommendations from the National Institute on Aging and the Alzheimer's Association workgroup, Alzheimer's & Dementia, 2011, 1–7

Schneider, Frank (Hrsg.): Facharztwissen Psychiatrie und Psychotherapie, Berlin 2012

Schneider, Frank/Frister, Helmut/Olzen, Dirk: Begutachtung psychischer Störungen, Berlin 2010

Schneider, Frank/Nesseler, Thomas: Depressionen im Alter: Die verkannte Volkskrankheit, München 2011

Schützendorf, Erich/Wallrafen-Dreisow, Helmut: In Ruhe ver-rückt werden dürfen: Für ein anderes Denken in der Altenpflege, Frankfurt 1991

Weltgesundheitsorganisation (WHO): Internationale Klassifikation psychischer Störungen. ICD-10 Kapitel V (F). Diagnostische Kriterien für Forschung und Praxis, Bern 2011

Register

Wenn die Lebenslust verloren geht

Niedergeschlagenheit, Verwirrtheit, Schlaflosig-
keit – die Symptome einer Altersdepression sind
schwer zu erkennen, da sie oft von anderen Störungen wie z.B. Demenz überlagert sind. Die
Folge: Viele depressive Menschen werden mit ihrer
schweren seelischen Erkrankung alleingelassen,
der Bezug zum sozialen Umfeld geht verloren, der
Wunsch zu sterben bestimmt meist ihr Leben.

Die Experten Prof. Dr. med. Dr. rer. soc. Frank
Schneider und Dr. phil. Thomas Nesseler informieren fachkundig über die Diagnose von Depressionen im Alter und stellen auf der Basis
umfangreicher Therapieerfahrungen verschiedene
Behandlungsmöglichkeiten vor. Die gute Nach-
richt: Depressionen älterer und alter Menschen
sind sehr gut therapierbar.

Frank Schneider / Thomas Nesseler
Depressionen im Alter

168 Seiten, ISBN 978-3-7766-2662-9

HERBiG   www.herbig-verlag.de